老年肺癌综合治疗

LAONIAN FEIAI ZONGHE ZHILIAO

主　编　蔡　勇　王季颖
副主编　刘　莉　吴琼雅

 中国出版集团有限公司

 世界图书出版公司

广州·上海·西安·北京

图书在版编目（CIP）数据

老年肺癌综合治疗 / 蔡勇 , 王季颖主编 . -- 广州：
世界图书出版广东有限公司 , 2024.4
ISBN 978-7-5232-1013-0

Ⅰ . ①老… Ⅱ . ①蔡… ②王… Ⅲ . ①肺癌－治疗
Ⅳ . ① R734.205

中国国家版本馆 CIP 数据核字（2024）第 038322 号

书　　名	老年肺癌综合治疗
	LAONIAN FEIAI ZONGHE ZHILIAO
主　　编	蔡　勇　王季颖
责任编辑	曹桔方
装帧设计	姬　强
责任技编	刘上锦
出版发行	世界图书出版有限公司　　世界图书出版广东有限公司
地　　址	广州市新港西路大江冲 25 号
邮　　编	510300
电　　话	020-84460408
网　　址	http：//www.gdst.com.cn
邮　　箱	wpc_gdst@163.com
经　　销	各地新华书店
印　　刷	涿州市荣升新创印刷有限公司
开　　本	710mm×1000mm　1/16
印　　张	9
字　　数	147 千字
版　　次	2024 年 4 月第 1 版　2024 年 4 月第 1 次印刷
国际书号	ISBN 978-7-5232-1013-0
定　　价	78.00 元

咨询、投稿：020-84460408　gdstcjf@126.com

前　　言

随着时代的发展，肺癌的治疗已经从过去的经验治疗转变为基于循证医学证据和指南的规范化治疗模式。虽然老年肺癌患者居多，但是缺乏对老年肺癌治疗的临床研究，而现有的临床治疗指南证据大多来源于非老年人，所以不能无原则地将这些指南推广到老年患者的临床实践中去，生搬硬套现有指南会导致过度治疗，引发医疗安全问题。

伴随着世界人口老龄化的进程，预计老年肺癌的发病率和病死率会进一步提高。现代老年肺癌面临着巨大挑战，最关键的问题是生理年龄与器官功能之间的差异。老年人的恶性肺癌在临床特点和治疗方面与其他人群有所不同，不仅需要多学科共同参与的综合性治疗，而且要根据自身疾病和生理功能程度制订个体化治疗方案。针对这种情况，本书就紧紧围绕"老年肺癌综合治疗"这一主题展开论述。

本书第一章为绪论，主要内容是对肺癌做了基本介绍，分别介绍了肺癌的概述，肺癌的病因、病理以及肺癌的综合治疗原则三个方面的内容；第二章主要介绍了三个方面的内容，分别是肺癌的发病机制、肺癌的诊断以及肺癌的临床表现；第三章为老年肺癌的病因、病理与筛查，依次介绍了五个方面的内容，分别是衰老、衰弱与肺癌，流行病学，老年肺癌病理及细胞学特点，老年肺癌的 LDCT 筛查，基础疾病对老年肺癌诊断的影响；第四章为老年肺癌的治疗方法，主要介绍了六个方面的内容，分别是肺癌的放射治疗、化学治疗、靶向治疗、手术治疗、中医治疗以及免疫治疗。

编写本书时，作者得到了众多专家、学者的帮助和建议，参考了大量的学术文献。本书内容丰富，论述清晰、明了，但由于作者水平有限，书中难免有疏漏，希望大家批评指正。

同时，我们也希望通过本书，让更多的人能了解老年肺癌的相关内容，共同加入到学习与研究队伍中来。

目　　录

第一章　绪　　论

本章的主要内容是肺癌的相关介绍，分别介绍了肺癌的概述，病因、病理，以及综合治疗原则三个方面的内容。期望能够通过作者的讲解，提升大家对相关方面知识的掌握。

第一节　肺癌的概述

一、简介

肺癌（lung cancer）又称原发性支气管肺癌，绝大多数肺癌起源于支气管黏膜上皮，是最常见的肺原发性恶性肿瘤，是我国及世界各国发病率和病死率较高的恶性肿瘤之一。每年死亡人数达 140 万，占所有恶性肿瘤死亡人数的 18%。本病有两种基本类型，即小细胞肺癌（small cell lung cancer，SCLC）和非小细胞肺癌（non-small cell lung cancer，NSCLC），其中有 80%—85% 为非小细胞肺癌，其又可分为鳞状上皮细胞癌（鳞癌）、腺癌和大细胞癌等。肺癌总的 5 年生存率仅为 15.6%，而不同临床分期的患者预后有着显著差异，原位癌的治愈率接近 100%，而Ⅰ—Ⅱ期和Ⅲ—Ⅳ期肺癌患者的 5 年生存率分别为 25%—73% 和 2%—24%。由于肺癌在起病初期并无特异性的症状，故约 75% 的肺癌患者在诊断时已属晚期。

二、好发部位

肺癌的发病部位一般有一定规律，即右肺多于左肺，上叶多于下叶，从主支气管到细支气管均可发生癌肿。根据肺癌发生部位的不同，临床上将肺癌分为中央型肺癌、周围型肺癌及弥散型肺癌三类，其中起源于主支气管、肺叶支气管的肺癌，位置靠近肺门者称为中央型肺癌；起源于肺段支气管以下的肺癌，位置在肺的周围者称为周围型肺癌；起源于细支气管或肺泡，弥散分布于两肺者为弥散型肺癌。生长在气管或分叉处的为气管癌，很少见。

三、临床类型

（一）大体分型

1. 根据肺癌的发生部位分为三型

（1）中央型肺癌：肿瘤发生在肺叶段以上的支气管，位于肺门附近，以鳞癌或小细胞癌最多见。

（2）周围型肺癌：肿瘤发生在肺段以下的小支气管和细支气管，腺癌多见。

（3）弥散型肺癌：肿瘤发生于细支气管或肺泡，多为腺癌和肺泡细胞癌。

2. 根据肺癌的生长方式可分为五型

（1）管内型：肿瘤局限于支气管腔内，呈息肉或菜花状，无肺组织侵犯。

（2）管腔浸润型：肿瘤组织破坏支气管壁并侵犯到肺组织内。以上两型多见于中心型肺癌。

（3）肿块型：肿瘤形状不规则，与周围正常的肺组织境界不清。

（4）球型：肿瘤呈球形生长，与周围肺组织界限清晰，与支气管关系不确切。以上两型多见于周围型肺癌。

（5）弥散浸润型：肿瘤组织呈弥散性生长，多累及大部分的肺叶或肺段，甚至全肺，见于肺泡细胞癌或弥散型肺癌。

（二）组织学分类

2021 年 WHO 将肺癌的组织学类型分为以下八类：

（1）鳞状细胞癌，包括乳头状癌、透明细胞癌、小细胞样癌、基底细胞癌。占肺癌的 42.5% 左右，多为中央型，男性多见，与吸烟关系密切，2/3 为中央型，1/3 为周围型。生长较缓慢，中心常发生坏死而伴有偏心厚壁空洞，多伴有肺门淋巴结的转移，血行转移较晚，对射线中度敏感。

（2）腺癌包括腺泡状腺癌、乳头状腺癌、细支气管—肺泡细胞癌及混合型癌。占 37.6%—42.5%，多为周围型，女性多见，近年发病率明显上升，与被动吸烟关系密切，早期即可出现淋巴、血行或胸膜的转移，对放射治疗、化学治疗敏感性均较差。

（3）小细胞癌占 8.5%—11.1%，男性多见，与吸烟关系密切，多为中央型，病情进展迅速，恶性度极高，常侵犯周围组织，早期即可出现广泛的淋巴及血行转移，对放射治疗和化学治疗均敏感。

（4）大细胞癌包括大细胞神经内分泌性癌、透明细胞癌、淋巴上皮样癌、大细胞伴横纹肌样癌。占 2.2%—8.6%，周围型多见，常伴有淋巴结转移，对射线中度敏感。

（5）腺鳞癌少见，占 1%—3%。对放射治疗、化学治疗低度敏感，需综合治疗。

（6）类癌极少见，对射线不敏感。

（7）支气管唾液腺癌，包括腺样囊性癌、黏液表皮样癌等，偶见，对射线不敏感。

（8）多形性癌伴肉瘤样成分，极少见，对射线不敏感。

由于肿瘤的生物学行为不同，为临床治疗方便，将肺癌分为两大类：①小细胞肺癌（SCLC）：占肺癌总数的 19%，90% 有染色体 3p 缺失，常有转录因子 c-Myc 基因扩增，未见表皮生长因子受体（EGFR）基因突变，组织中可见神经内分泌标志物，如突触素（synaptophysin）、嗜铬粒蛋白、CD56、角蛋白 5/6/ 门等。小细胞肺癌与典型类癌、不典型类癌、大细胞神经内分泌癌都属于支气管肺部的神经内分泌肿瘤，能摄取胺类前体、脱羧、形成多肽激素。小细胞肺癌在肺发生，75% 有 p53 基因突变、高水平表达抗凋亡因子 Bcl-2/ 干细胞因子受体（c-Kit）/ 端粒酶，常有视网膜母细胞肿瘤蛋白（Rb）基因失活，60% 有嗜铬黏多肽 A/5-HT/ 促肾上腺皮质激素 / 胰岛素样生长因子1/ 胰升糖素 / 生长抑素受体水平上调：②非小细胞肺癌（NSCLC）：占肺癌总数的 75%，50% 有 17q13 缺失，30% 有 13q14 缺失。2 种染色体缺失常引发 p53/ 视网膜母细胞肿瘤蛋白 Rb 的抑癌基因缺失，部分基因扩增如肝细胞生长因子受体（c-Met）基因，K-ras 基因点突变率为 10%—15%，还可有 EML4 一 ALK 融合基因。后者包括除小细胞肺癌以外的其他所有上皮源性肺癌。

在免疫组化上，腺癌细胞内常有细胞骨架蛋白（CK7）/ 转录终止因子（TTF1）表达阳性；而鳞癌细胞内常为转录终止因子（TTF1）表达阴性、细胞骨架蛋白 CK5/6 及 p63 表达阳性。应用肺癌细胞蛋白组学方法，分析 E 一钙黏素、血清蛋白酶抑制物、E26 癌蛋白同源蛋白（ETS）、Ephrin-A1、胰岛瘤相关蛋白 1、hASH1 样蛋白、β 淀粉样蛋白、谷氨酰环化酶、7B2 蛋白、β 胸腺素、血红蛋白 e（HBEX2）、转录因子 L-Myc、神经细丝蛋白、63kD 肿瘤蛋白角蛋白 5、表面活性剂蛋白 A1、甲状腺转录因子、成人型叶酸受体 1 等的表达水平变化，可区分腺癌 1 型 /2 型 /3 型、鳞癌、小细胞肺癌、大细胞肺癌。

四、症状

多数肺癌患者在早期常表现为咳嗽、胸痛、发热、痰血及肿瘤引起的阻塞、压迫和转移等症状。随着肿瘤发展，可因肿瘤侵犯或压迫气管、纵隔神经、喉返神经和上腔静脉等，使患者表现出气促、颜面部及颈部水肿、声音嘶哑等症状。若不及时进行有效治疗，肺癌往往容易发生扩散转移，临床多可转移至脑、肝脏、骨骼及肾上腺等重要器官，引起多种不同程度的并发症及扩散转移症状，严重危及患者生命。中央型肺癌可表现出相应的临床症状及体征，包括咳嗽、咳痰、咯血、喘鸣、胸闷、气急、胸痛、声音嘶哑、吞咽困难、上腔静脉综合征、膈肌麻痹、胸腔和心包积液、Pancoast 综合征等。远处转移可因转移部位不同而出现不同的局部和全身症状。周围型肺癌早期常无呼吸道症状，随着病情的发展，可出现相应的呼吸道症状或转移相关症状。少数肺癌患者可出现一些少见的并非由肿瘤直接侵犯或转移引起的症状和体征，又称副癌综合征，可出现于肺癌诊断前或诊断后，也可同时出现，常表现为胸部以外的脏器症状，如高钙血症、抗利尿激素分泌异常综合征、异位库欣综合征、神经肌肉功能异常、血液系统异常等。

五、筛查

低剂量螺旋 CT（low-dose computed tomography，LDCT）是早期肺癌筛查的重要手段，在降低了辐射量的同时，对微小的病灶也能发现。新英格兰医学杂志曾发表的 LDCT 对比胸片筛查肺癌的大规模随机对照研究结果表明，对高危人群采用 LDCT 筛查，可较胸片筛查降低 20% 的肺癌病死率（$P = 0.004$）。基于这一里程碑式的研究，美国国家癌症协作网推荐对所有年龄为 55—74 岁，吸烟指数 ≥ 30 包 / 年，或者年龄 ≥ 50 岁，吸烟指数 ≥ 20 包 / 年，且合并有额外的肺癌危险因素人群进行年度 LDCT 筛查。而我国原发性支气管肺癌早期诊断的共识，推荐以下高危人群开展肺癌的年度筛查：年龄 55—85 岁，吸烟指数 ≥ 400 支 / 年（或 20 包 / 年），有高危职业接触史，恶性肿瘤或肺癌家族史，有慢性阻塞性肺疾病（COPD）弥散性肺间质纤维化和肺结核病史。

血清标志物用于筛查肺癌尚缺乏高级别的证据。英国国民医疗服务体系（National Health Service，NHS）在苏格兰从 2012 年开始的全球第一个基于血清标志物肺癌自身抗体谱的大型肺癌筛查项目显示，其敏感性达 81%，特异性达 91%。中国国家食品药品监督管理总局（2018 年因机构改革，其职责整合至国家市场监督管理总局）2015 年 11 月批准上市 7 种自身抗体检测试剂，在肺癌诊断方面具有较好的敏感性与特异性。目前国内外正在广泛研究血清标志物联合 LDCT 的策略，通过生物学标志物筛查肺癌是现今研究的热点和方向。国内外已有许多关于生物学标志物的研究，如何朗等研究发现膜结合蛋白 CA9 能反映肿瘤内部乏氧状况和血管正常化时相，有望成为肿瘤的早期诊断指标。

第二节 肺癌的病因

肺癌的病因主要是环境因素，然而个体对致癌物的易感性可能存在很大差异性。目前肺癌的许多致癌物已被确认，并且很可能是由多种致癌物共同作用引起，而且部分致癌物间存在协同性。

（一）吸烟

吸烟是肺癌的主要危险因素之一，对全球 80% 男性肺癌患者及至少 50% 女性肺癌患者产生直接影响。研究表明，吸烟与肺癌的发生呈现一定的剂量—效应关系，吸烟量越多，吸烟年限越长，开始吸烟年龄越早，肺癌的致病风险越高。被动吸烟同样如此。吸烟者肺癌病死率约为不吸烟者的 10 倍以上，戒烟后可以减少肺癌发生的危险性。在北美、欧洲及澳大利亚等发达国家，烟草流行于 20 世纪中叶并达到顶峰，其后逐渐下降，与之相对应的是肺癌发病率上升趋势的缓和，甚至出现了下降趋势。来自美国的一项研究表明，由于烟卷设计的变化（增加了过滤嘴），肺癌的发病率和病死率呈现出下降趋势。

我国人群吸烟状况已成为影响我国肺癌发病的主要因素。随着未成年人和年轻女性烟民的不断增加，我国肺癌发病和死亡的问题越来越突出。中国男性吸烟者约 3 亿，为全球吸烟者的 1/3。按照《世界卫生组织烟草控制框架公约》（WTO FCTC）中的烟草控制措施，在 2009 年 1 月 9 日之前中国已经实施了有效的包装和标签措施，2011 年 1 月 9 日之前全面禁止所有的烟草广告，促销和赞助。此外，确保所有室内工作场所及公共场所，所有公共交通工具及其他可能的（室外或准室外）公共场所二手烟得到必要的控制。尽管我国已经做出了巨大努力，实施"烟草控制框架公约"，但其控烟的当前状态和"烟草控制框架公约"的要求之间仍有很大的差距。

（二）病毒感染

就目前所知，有 15%—20% 的人类肿瘤与病毒感染有关，人们大都了解宫颈癌与 HPV（人乳头状瘤病毒）密切相关，但尚无明确证据表明肺癌与病毒感染有关，然而细支气管肺泡癌可能是肺癌中的特例。研究发现，细支气管肺泡癌的发生可能与一种 jaag-siekte 羊反转录病毒（jaag-siekte sheep retrovirus，JSRV）有关。在人类发现细支气管肺泡癌后不久，在南非的绵羊和山羊中发现了一种与人类似、起源于肺泡的肺腺癌，并将其命名为 jaag-siekte 病。研究发现，这种肺腺癌与人类的细支气管肺泡癌在临床和组织学上有很多相似之处，如肿瘤生长缓慢、沿肺泡壁生长、很少发生转移等。由于这种肺腺癌可通过动物之间的直接接触而传播，于是人们对此进行了深入研究，并最终确定羊肺腺癌是由反转录病毒的感染和传播引起的。同时，人们也开始将羊肺腺癌作为人肺癌的模型，探讨 JSRV 感染与细支气管肺泡癌的关系。大量的基础研究表明，JSRV 能够诱导多种人类细胞转化，与 JSRV 包膜蛋白相连的细胞受体 Hyal-2 广泛存在于人肺泡细胞在内的多种细胞中，而 Hyal-2 基因编码所在的区域 3p21 又是人肺癌中经常缺失的部分，因此有人推断 Hyal-2 是人肺癌形成中潜在的肿瘤抑制基因。Hersa 等用抗 JSRV 包膜蛋白的抗体对肺癌标本进行了免疫组化分析，结果发现阳性样本中 30.2% 为细支气管肺泡癌患者，26.2% 为腺癌患者，51 例为其他类型肺癌样本阳性率为 0，25 个非癌性组织阳性反应率亦为 0。然而，Yousen 等对 26 例细支气管肺泡癌标本进行 PCR 检测却没有发现 JSRV 的基因序列。可见，虽然 JSRV 感染被高度怀疑与细支气管肺泡癌发病相关，但仍需进一步的研究确证。

（三）大气污染

大气污染是除烟草以外引起肺癌发病上升的可能原因。在工业化国家，化石燃料燃烧的产物主要是多环碳氢化合物，其次还有机动车辆尾气、发电厂和柴油机排放气。研究表明，空气污染对有吸烟习惯的男性来说，产生的净归因风险的影响相当于每年每 10 万人中多产生 10 例肺癌患者。

空气中苯并芘的含量可以作为衡量化石燃料燃烧产生的有害物质的一个替代指数，与肺癌的病死率有关。在城市空气中已被公认的致癌物还包括无机颗粒和纤维、放射性元素及有机气体和微颗粒燃烧产物。WHO 曾称柴油引擎排放物是"可能的致癌原"。

世界卫生组织下属国际癌症研究机构发布报告，首次指认大气污染"对人类致癌"，并视其为普遍和主要的环境致癌物，其重要组成部分可吸入颗粒物可被认定为一类致癌物。专家认为，量化到每个人，大气污染致癌概率不高，但危害在于几乎难以完全避免这种可能。可吸入颗粒物是指空气中粒径小于 10 微米的颗粒物，即 PM10。环境健康专家公认的是，占据 PM10 中大多数的 PM2.5 对人的健康危害最大。PM2.5 指空气中粒径小于 2.5 微米的颗粒物，其不仅是可吸入颗粒物，而且是可入肺颗粒物。

（四）饮食

饮食与肺癌的研究目前已进行了近 30 年。饮食在改变肺癌风险中所发挥的作用已被深入研究。对肺癌产生最大预防影响的饮食因素分别为水果、蔬菜及存在于水果和蔬菜中的特定抗氧化剂及微量营养素。高抗氧化营养素的饮食可减少 DNA 氧化损伤，从而预防癌症。

酒精是否作为肺癌独立的危险因素，目前仍有争议。因为饮酒者多数吸烟，在饮酒与肺癌关系的研究中，吸烟是一个重要的混杂因素。在本组资料中，2 年饮酒患者中同时伴有吸烟者分别达到 92.8% 及 93.0%。多项 Meta 分析资料表明，饮酒并不会增加非吸烟者患肺癌的风险。需要提出的是，吸烟和饮酒具有协同效应，虽然关于饮酒导致肺癌的机制尚不清楚，但饮酒却可增加吸烟者罹患肺癌的机会。

美国 M.D.Anderson 肿瘤中心的 Schabath 等对 1526 例肺癌和 1483 例对照者自我报告的膳食中摄入 12 种植物雌激素（PE）（归类为异黄酮、木酚素和总PE）进行了比较，发现在肺癌患者中，12 种 PE 中有 10 种的摄入都低于健康对照。该研究证实了膳食中的 PE 具有雌激素样作用，体外研究显示它对肺癌具有化学预防作用，结果支持膳食摄入高含量 PE 可降低肺癌发病风险。

（五）内分泌及免疫因素

肺癌的组织学类型分布存在明显的性别差异，如鳞癌多见于男性，而腺癌则多见于女性，是否由于男女内分泌激素的不同而影响肺癌的发生及组织学类型？研究发现，女性肺癌特别是肺腺癌细胞中存在雌激素和黄体酮的受体。在绝经期的非吸烟妇女中肺癌的危险度随绝经年龄的推迟而增加。女性患肺癌的危险性还与异常分娩次数有关，这些结果说明了内分泌改变与肺癌发生有一定的关系。机体免疫功能异常与肺癌的发生有一定的关系，发现肺结节病与肺癌发生有关。

（六）职业暴露

职业暴露也是肺癌的重要致病因素之一，目前已有证据证明能增加肺癌风险的职业接触因素包括石棉、粉尘、电离辐射、无机砷化合物、铬及其化合物、镍及其化合物、氡及氡子体、二氯甲醚、氯化乙烯、芥子气，以及煤烟、焦油和石油中的多环芳烃类等，尚有多种金属及非金属化合物具有致癌作用。有调查发现，锡矿、木矿、锡矿、陶瓷厂等工人的肺癌病死率明显高于当地一般居民。Ramanakumar 等的一项研究表明，一些油漆相关的职业，最显著的木器清漆和污渍，会明显增加罹患肺癌的风险，但其结果不能排除混杂有吸烟或其他合并的职业暴露的机会。

作为发展中国家，我国的职业防护措施并不完善，尤其在一些经济欠发达地区，劳动保护力度相当薄弱。由于劳动保护水平相对较低，处于煤矿、加工产业、建筑业等低产业链的职业伤害比比皆是。而在发达国家，职业危害已在很大程度上得到控制。

（七）性别

目前女性肺癌的发病率呈上升趋势，一般发病年龄更早，多见腺癌，治疗疗效好于男性。目前关于女性是否对烟草致癌物更敏感，雌激素、促胃泌素释放肽等在女性肺癌发展中有无作用尚无一致看法。

（八）遗传因素

肺癌的发生是个体对环境危险因素的易感性与环境致癌因素相互作用的结果。Tokuhata 和 Lilienfeld 曾发现肺癌患者亲属中肺癌致死的人数高于对照组亲属，家族聚集现象是肺癌危险性的一个家族性成分。来自中国的一项研究表明，具有肺癌家族史的女性亲属罹患肺癌的风险比男性更高。Kligerman S 等的一项回顾性研究显示，由于 CYPIA1 基因的高表达、谷胱甘肽转移酶 M（GSTM）突变、p53 突变及胃泌素多肽受体基因突变，导致女性对吸烟致癌作用的遗传和分子易感性较男性更强，而在与烟草使用无关的遗传因素中则与其家族史、EGFR 突变、DNA 修复能力下降有关。

（九）分子生物学因素

肿瘤分子生物学的主要范畴，就是研究肿瘤发生发展过程中的各种异常分子事件，阐述肿瘤的生物学特性。目前的共识是，肿瘤的发生发展是一个多基因参与、多步骤渐进的过程。随着研究的不断深入，人们已经逐渐认识到肺癌的发生发展也应该是一个多阶段、多步骤的过程，其中会发生一系列分子生物学事件，许多分子生物学异常在小细胞肺癌和非小细胞肺癌中具有相似的表现，它们导致了细胞调节和生长调控途径的改变，最终发生临床可见的恶性肿瘤。在肺癌的发病机制中，原癌基因的活化和抑癌基因的失活具有重要作用，而 DNA 损伤修复基因的异常是否具有重要作用尚无一致意见。当临床可见的肺癌形成后，其侵袭、转移和对治疗的适应会受到另外一些分子生物学机制的影响。

（十）其他因素

美国癌症学会将结核列为肺癌的发病因素之一，有结核病者患肺癌的危险性是正常人群的 10 倍，其主要组织学类型是腺癌。此外，与肺癌发生有关的其他因素还包括社会—心理因素，辐射，免疫状况，衣原体肺炎、肺结核等呼吸道疾病，体力活动等。

第三节　肺癌的综合治疗原则

一、肺癌综合治疗的模式

理想的肺癌综合治疗模式是根据患者的机体状况，肺癌的病理类型、细胞分化程度，生物学行为、免疫功能状况，相关基因结构或 / 和功能改变、肺癌侵犯范围（病理）和发展趋向，以及肺癌生物学行为和分子生物学相结合的"个体化分期"的情况，既从患者的局部，也从整体观点出发，合理、有计划地综合应用现有的治疗手段，以期较大幅度地提高肺癌治愈率，延长生命和提高肺癌患者的生活质量。经过肿瘤临床医生多年的努力，一般认为肺癌的综合治疗应分以下几个阶段进行。

（一）手术切除或诱导缓解

此阶段应尽可能彻底消除宿主的肿瘤，如无远处转移，争取达到肺癌根治。虽然诱导缓解是肿瘤化疗常用的概念，在这里指应用非手术疗法达到降低机体的肿瘤负荷的目的，适用不能手术的病人。特别应该指出的是以放化疗为初治手段的病人，应努力应用西药或中医辅助药，争取足量足疗程完成放化疗。对于可以手术的早期病人，外科手术应尽量消除全部的肿瘤，即清扫肿瘤引流区域的所有淋巴结，达到根治。即便是不能完全切除的病人，在身体许可的条件下，要努力进行所谓的减瘤治疗。

（二）免疫重建

此阶段患者刚刚经历过手术或放化疗的打击，体质较差，患者的细胞免疫功能和骨髓功能都有不同程度的损伤，应用生物制品和扶正类中药增强患者的体质状况，重建患者的细胞免疫功能和骨髓功能，使机体的免疫平衡得以恢复。

（三）强化治疗

此阶段治疗手段要根据患者病情的不同而选择强化治疗方法，如早期并行根治性切除患者不应选用放化疗，而应以生物治疗为主，并可考虑应用某些中药抗癌药。在治疗时机方面也要有所考虑，如术后化疗或放疗原则上应在术后4周开始实施，而且治疗周期不宜过长，而中药抗癌可以考虑使用，但需注意患者的肝肾功能。

（四）维持治疗

此阶段会随着肿瘤生存期的延长而延长，中成药维持治疗的最佳时段之一，在进行治疗的同时需要不断监测患者的细胞免疫功能，并不断给予免疫支持治疗，以改善机体的免疫功能状况。即使是进入晚期阶段，也不要轻言放弃，对症及支持治疗将有利于提高病人的生存质量。

二、肺癌综合治疗手段的选择

确定了肺癌的综合治疗模式时，在实行具体的治疗手段时，应明确以下几点。

（一）患者的机体状况

目前治疗手段的选择多依据大样本临床试验的结果，我们在应用这些证据时，应特别注意患者的机体状况，因为多数临床试验入组的病人都是一般状况较好的病人，年龄一般不超过 65 岁，机体状况评分大于 2 级。此外还应重视患者的细胞免疫功能和骨髓造血功能状况如何，肺癌肿瘤负荷和机体状况对比——祖国医学之正邪之间的关系，哪一个占主导地位，机体是否存在细胞免疫功能受抑制等。肿瘤负荷的增加会进一步抑制宿主的免疫功能、加速肿瘤的发展，因此，肺癌患者，尤其是晚期肺癌患者细胞免疫功能障碍或低下通常是较明显的。此时，单用免疫调节治疗常不能很好地控制肺癌，而必须采取一定措施消除或降低宿主的肿瘤负荷，同时给予相应的免疫支持治疗。

（二）临床分期

临床分期及病理类型是临床治疗的先决条件，以非小细胞肺癌患者来说，外科手术根治性切除是Ⅰ、Ⅱ期 NSCLC 的推荐优选局部治疗方式。Ⅲ期 NSCLC 是一类异质性明显的肿瘤。根据国际肺癌研究学会第 8 版，Ⅲ期 NSCLC 分为ⅢA 期、ⅢB 期、ⅢC 期。ⅢC 期和绝大部分ⅢB 期归类为不可切除的Ⅲ期 NSCLC。治疗以根治性同步放化疗为主要治疗模式（1 类推荐证据）。ⅢA 期和少部分ⅢB 期 NSCLC 的治疗模式分为不可切除和可切除。对于不可切除者，治疗以根治性同步放化疗为主；对于可切除者，治疗模式为以外科为主的综合治疗（2A 类推荐证据）。Ⅳ期 NSCLC 患者的全身治疗建议在明确患者 NSCLC 病理类型（鳞状细胞癌或非鳞状细胞癌）和驱动基因突变状态并进行美国东部肿瘤协作组功能状态评分的基础上，选择适合患者的全身治疗方案。

（三）正确评估治疗给患者带来的利与弊

目前多数治疗肺癌的方法如手术，放疗、化疗、生物治疗和靶向治疗等由于均具有一定不良反应，都会给患者机体造成创伤或 / 和损害，所以要充分评价每一种或加一种治疗手段给患者带来的是利大于弊，还是弊大于利。例如，一些年迈或全身状况较差，以及主要脏器功能衰竭或不全的肺癌患者很难承受上述治疗，尤其是手术、大剂量大范围放疗和高剂量化疗。如不恰当地采用上述治疗方法，不但不能给患者带来裨益，相反可能加速患者的死亡。

对于肺癌根治性手术，目前的趋势是应充分考虑根治与保留肺功能之间的矛盾统一关系，其原则是在尽可能多保留肺功能基础上的根治性切除，而不是一味追求根治的大范围肺切除（如全肺切除术）。对于一些侵犯肺动脉干，主支气管或隆凸的中心型肺癌，以往均强调行全肺切除术，而目前可通过气管隆凸重建术及支气管和肺动脉双袖状成形术，重建和保留有功能的肺组织。上述肺功能重建手术的肺癌切除彻底性完全与全肺切除术一样，但远期生活质量和长期生存率都明显优于全肺切除术。

对于一些局部晚期的 NSCLC，以往外科医生常常采用姑息性切除，术后再补充放疗、化疗的方法。这部分患者常常预后不佳，容易出现早期复发转移，目前在一些医疗中心采用的新辅助化疗或新辅助化疗 + 免疫治疗，待局部病变缩小以后进行手术治疗，术后再补充化疗或 / 和放疗以及免疫治疗等的治疗方法，其远期生存率明显优于前一类治疗方法。

第二章 肺癌的发病机制、临床表现与诊断

本章的主要内容是肺癌的表现与诊断，主要介绍了三个方面的内容，分别是肺癌的发病机制、肺癌的临床表现以及肺癌的诊断。期望能够通过作者的讲解，提升大家对相关知识的掌握。

第一节 肺癌的发病机制

一、细胞周期

（一）细胞周期概述

细胞分裂过程是一个十分复杂而又必须精确的生命过程。子代细胞形成之后，又将开始新一轮的物质积累，准备下一轮的细胞分裂，如此周而复始，细胞数量不断增加，这种细胞物质积累与细胞分裂的循环过程，称为细胞周期。从一次细胞分裂结束开始，经过物质积累过程，直到下一次细胞分裂结束为止，称为一个细胞周期。

（二）细胞周期中各个时期

1. G 期

G 期是一个细胞周期的第一阶段。上一次细胞分裂之后，子代细胞生成，标志着 G 期的开始。新生成的子代细胞立即进入一个细胞生长时期，开始合成细胞生长所需要的各种蛋白质、糖类、脂质等，但不合成 DNA。

2. S 期

S 期即 DNA 合成期。细胞经过 G 期，为 DNA 复制的起始做好了各方面的准备。进入 S 期后，立即开始合成 DNA。DNA 复制的起始和复制过程受到多种细胞周期调节因素的严密调控。同时，DNA 复制与细胞核结构密切相关。

3. G2 期

DNA 复制完成以后，细胞即进入 G2 期。此时细胞核内 DNA 的含量已经增加一倍，由 G 期的 2n 变成了 4n，即每个染色体含有 4 个拷贝的 DNA。其他结构物质和相关的亚细胞结构也已进行了进入 M 期的必要准备。通过 G2 期后，细胞即进入 M 期。

4. M 期

M 期即细胞分裂期。真核细胞的细胞分裂主要包括两种方式，即有丝分裂和减数分裂。体细胞一般进行有丝分裂：成熟细胞进行减数分裂，也称为成熟分裂。减数分裂是有丝分裂的特殊形式。细胞经过分裂，将其遗传物质载体平均分配到两个子细胞中。

（三）细胞周期调控的两大机制

1. 细胞周期的启动机制

细胞周期能否启动进行细胞增殖，主要的调控点在 G 期，它决定细胞是否通过 G 期进入 S 期。这一调控点首先在芽殖酵母的研究中被认识，人们称其为"起始点"（START）。一旦细胞通过 START，它们势必将进入 S 期，完成整个细胞分裂周期。在人类细胞增殖中，也有细胞周期的 G 期存在相似的调控机制。特别是 G 期较晚时，也有一个决定点，称之为"限制点"，其功能与酵母的 START 类似。不同的是，人类细胞是否通过限制点进入细胞周期，主要受与细胞增殖有关的细胞外生长因子调控。

联络信号转导与细胞周期机制有两条途径：一是通过 Cyclin D–Cdk4/6；二是通过 Cyclin E–Cdk2。二者都是 G 期进行的限速步骤，即 Cyclin D 或 Cyclin E 的过度表达，均能缩短 G 期时间或加速 G 期进行。当生长信号通过信号转导途径和早期应答基因传递到细胞周期调控机制时，首先是 Cyclin D 的表达增加，与 Cdk4/6 形成复合物，当生长条件不具备时，p16INK4a、p15INK4b 均能抑制其功能，反之，Cyclin D–Cdk4/6 通过扣留 Cip/Kip 家族蛋白质（特别是 p27Kipl），形成有蛋白激酶活性的 Cyclin D–Cdk4/6–p27Kipl 复合物。活化的 Cdk4/6 从 ATP 分子摄取大量的磷酸基团，将它们转移到细胞周期机制的主要制动分子 pRB 上。当 pRB 低磷酸化时，抑制 Cyclin E、Cyclin A 的表达，阻断了细胞周期的运行。pRB 失活后，Cyclin E 进一步升高，与 Cdk2 结合，形成 Cyclin E–Cdk2 复合物，进一步使 p27Kip1 被 Cyclin D–Cdk4/6 扣留或相对量减少，最终使 Cdk2 活化。

2. 细胞周期的监控机制

当前一个细胞周期时相尚未完成，下一个细胞周期时相则延缓开始，而新的细胞周期时相开始后，上一个细胞周期时相必须结束。这种精密的延缓和强制的次序，由细胞内固有的监控机制——检测点来完成。从功能上看，细胞周期有两类检测点，一类是 DNA 损伤检测点，即检测 DNA 有无损伤、修复或合成有无错误，直到检测无误，方能开始下一个细胞周期时相；另一类是时相次序检测点，即确保细胞周期时相的严格次序和不重复性。从机制上看，细胞周期检测点功能由四部分组成：一是探测部分，通过特定的基因产物，探测出有无基因组的损伤或不完整；二是制动部分，通过细胞内的信号转导，将发现的问题传递到制动机制，使在细胞周期中运行的细胞停下来；三是检修部分，只有停下来的细胞才有时间接受 DNA 修复机制的检修；四是处理部分，即检修后的细胞归宿决定，如已检修好的细胞，可继续进行细胞周期的下一个时相，倘若细胞的 DNA 损伤无法修复，则细胞凋亡机制被启动，该细胞从细胞周期中被删除掉。

细胞周期和肺癌正常情况下细胞在细胞外信号作用下，或者进行分裂，或者回到静息状态。肿瘤具有无限增殖的特点。肿瘤，包括肺癌，其直接调节细胞周期的基因常发生改变，因而其细胞周期的调控被破坏。大量实验已证实，肺癌细胞中分子变化包括癌基因和抑癌基因的激活或缺失，如 ras、myc、 bcl-2 和 c-erB-2 癌基因的激活，p53、Rb、p16 等抑癌基因的缺失。

二、细胞凋亡

细胞凋亡是指细胞在一定的生理或病理条件下遵循自身的程序自己结束生命的过程。由于这种死亡过程是由基因控制的自杀程序活化引起的主动性死亡，因此，也称为程序性细胞死亡（PCD）。通常认为细胞凋亡与程序性细胞死亡是同义语，但随着对细胞凋亡的深入研究和理解，越来越多的人认为，从严格意义上来讲两者有所区别。一般而言，细胞凋亡是一个形态学概念，而 PCD 则是功能上的概念，它包含了细胞在特定时间范围内，按照基因程序控制下的细胞死亡过程，这一过程具有严格的基因时控性和细胞的选择性。研究发现程序性细胞死亡大多呈现细胞凋亡的形态学特征，但并非程序性细胞死亡都有细胞凋亡的形态学特征。

（一）细胞凋亡的生物学意义

细胞凋亡是生物界普遍存在的一种基本生命现象。它是生命活动过程中保证个体发育成熟，维持正常生理功能不可缺少的内容，主要表现在以下 5 个方面：

1. 发育过程中清除多余的细胞

哺乳动物在胚胎发育过程中会出现祖先进化过程中曾经出现过的结构，这些结构的退化是通过细胞凋亡被清除的。细胞凋亡可使胚胎发育过程中多余、无用的细胞发生凋亡，从而促使个体成熟。

2. 清除已经完成功能的细胞

如产妇的乳腺泌乳细胞在婴儿断乳后很快凋亡，代之以脂肪细胞。

3. 清除发育不正常的细胞

脊椎动物神经系统的发育过程，一般要先产生过量的神经元，然后通过竞争从靶细胞释放的数量有限的生存因子获得生存机会。那些得不到生存因子的神经元将通过细胞的自然凋亡而被清除。

4. 清除正常生理活动过程中无用的细胞

如人类免疫系统的 T、B 淋巴细胞分化过程 95% 的前 T、前 B 淋巴细胞通过细胞凋亡而清除。

5. 清除病理活动过程中有潜在危险的细胞

如 DNA 受到损伤又得不到修复的有癌变危险的细胞通过细胞凋亡途径被清除。

（二）细胞凋亡的形态学和生物化学特征

1. 细胞凋亡与细胞坏死有重要区别

细胞凋亡与细胞坏死是多细胞生物的两种不同的死亡形式，它们在形态学、生化代谢、分子机制以及细胞的结局和意义等方面都有着明显的不同。它们的主要区别包括以下三方面：

首先，从细胞死亡原因看，细胞坏死是细胞受到外界急性强力伤害所致，如局部缺血，物理、化学和生物因素等作用，使细胞出现一种被动性死亡，因此，细胞死亡多没有潜伏期。而细胞凋亡是细胞在生理或病理条件下由基因控制的死亡过程，是一种主动性细胞死亡，因此，往往有数小时的潜伏期。

其次，从细胞死亡过程看，坏死细胞的膜通透性增高，细胞水肿，内质网扩张，线粒体肿胀，溶酶体膜破裂，内部的酶释放导致细胞溶解，内容物外溢，早期细胞核无明显变化。而细胞凋亡时，质膜始终保持良好的完整性，细胞不发生膨胀，体积缩小，细胞核染色质高度凝集与周边化，内质网扩张并与细胞膜融合，发生内陷将细胞分割成许多有完整膜结构的凋亡小体。

最后，从细胞死亡结局来看，由于坏死细胞膜的破裂，释放出大量内容物，故常引起炎症反应。坏死细胞常常是成群细胞丢失，在愈合过程中常伴随组织器官的纤维化，形成瘢痕。而细胞凋亡过程中，凋亡细胞膜及其凋亡小体的完整性良好，没有内容物的外溢，所以不发生炎症反应。凋亡小体可迅速被邻近的细胞或巨噬细胞识别吞噬，细胞被清除的过程不伴有炎症反应，细胞凋亡是单个细胞的丢失，在组织中不形成瘢痕。

细胞凋亡的进程在形态学上可以分为 3 个阶段：

（1）凋亡的起始：主要表现为细胞表面的特化结构边集现象。

（2）凋亡小体的形成：染色质断裂为大小不等的片段，与一些细胞器一起被反折的细胞膜包围，以出泡的方式形成芽状突起，逐渐与细胞分离，形成凋亡小体。

（3）凋亡小体被邻近的细胞吞噬清除。

2. 细胞凋亡的主要生物化学特征

细胞凋亡最突出的生物化学特征是凋亡细胞核内切酶的活化，使染色质核小体之间的连接处断裂，裂解成长度为 180—200bp 及其倍数的 DNA 片段，进行琼脂糖凝胶电泳时呈现 DNA 梯度电泳图谱，即梯状（ladder）带。而细胞坏死时 DNA 被随机降解为任意长度的片段，在琼脂糖凝胶电泳显示连续的"涂片带"。

（三）细胞凋亡的主要的凋亡信号转录途径

1. 外源性死亡受体途径

被胞外信号所诱导的细胞凋亡途径称为外源性凋亡途径。哺乳动物细胞表面至少有 8 种死亡受体：Fas、TNFR1、TNFR2、DR2、DR4、DR5、DcR1 和 DcR2，它们都属于肿瘤坏死因子 α 受体家族成员。

Fas 广泛分布于各种组织的细胞表面，是一种单跨膜受体，N 端位于胞外，含有半胱氨酸采集丰富域，胞内段有 60—80 个氨基酸残基构成的死亡域（DD）。Fas 的配体称为 FasL，也是一种细胞表面的单跨膜蛋白质，主要分布在细胞毒性 T 细胞表面。FasL 在细胞表面形成三聚体。当细胞毒性 Txib 识别了受病毒感染的靶细胞后 T 细胞表面的三聚体 FasL 与靶细胞表面的 Fas 结合，使 Fas 也形成三聚体。三聚体 Fas 的胞内段被激活，其中的 DD 通过与接头蛋白 FADD 中的 DD 相互作用而从胞浆中募集 FADD。FasL-Fas-FADD 构成死亡诱导信号复合物（DISC）。

FADD 中除了有 DD 外还有死亡效应域（DED），能与 caspase8 前体原域中 DED 相互作用而从胞浆中募集 caspase8 前体，富集在一起的 caspase8 前体自我激活，并且活化下游 caspase3，导致病毒感染的细胞凋亡。

TNFR1 也是单跨膜受体，分布在许多组织的细胞表面。配体为 TNF-α，主要由活化的巨噬细胞和淋巴细胞产生。TNF-a 与 TNFRl 的结合也导致 TNFR1 三聚化，三聚化的 TNFR1 胞内段 DD 也能募集 FADD，与 Fas 类似，组装 DISC，走凋亡之路。但三聚化的 TNFR1 胞内段 DD 还能募集另一种含有 DD 的构架蛋白 TRADD，TRADD 蛋白能与 TRAF2 和 RIP 等蛋白结合，形成复合物 Ⅰ，其中的 RIP 是一种蛋白激酶，通过磷酸化作用使 NF-xB 的抑制因子失活，从而活化 NF-xB。NF-xB 转导细胞存活信号，通过表达 FLIP 抑制 caspase8 前体活化，细胞不凋亡。TNFa-TNFR1 转导的信号可形成复合物 Ⅰ 及 DISC 两种结构。

2. 内源性线粒体途径

细胞失去了赖以生存的生长因子或激素的支持，或者脱离了原来的生长环境，或者由于 DNA 损伤等因素，可诱导内源性细胞凋亡途径。许多细胞生长因子可以通过信号转导活化 MAPK 及 Akt 途径。细胞表面的整合蛋白也能通过胞外基质相互作用而活化上述途径。撤去生长因子能使 Bad 去磷酸化而活化，它可以活化下游的与线粒体结合的促凋亡因子如 Bax，使线粒体释放细胞色素 C，而抗凋亡成员如 Bcl-2 能与促凋亡成员相互作用而抑制促凋亡成员的功能。

线粒体释放细胞色素 C 有 3 种不同的但并不互相完全排斥的模型：① Bax 和 Bak 线粒体外膜打孔；②它们通过 VDAC 在线粒体外膜上形成通道；③它们使线粒体外膜上天然存在的 ATP-ADP 转运蛋白孔道保持开放状态，使细胞色素 C 从线粒体膜间隙穿过外膜进入胞浆。进入胞浆的细胞色素 C 与 Apaf 1，ATP/dATP 结合成复合物，称凋亡体。Apaf 1 通过分子中的胱天蛋白酶募集域（CARD）与 caspase9 前体原域中的 CARD 相互作用而募集 caspase9 前体，富集的 caspase9 前体自我激活，以下的途径与外源性凋亡相同。

3. 两种凋亡途径

Caspase8 不仅能活化下游的效应者 caspase，而且能切割促凋亡因子 Bid，截短了的 Bid（tBid）有活性，能与线粒体结合，促进 Bax 或 Bak 形成寡聚体而活化，使线粒体释放细胞色素 C 和 Smac/DIABLO，活化内源性凋亡途径。

（四）细胞凋亡与肺癌

随着研究工作的不断深入，愈来愈多的资料显示与细胞恶性增殖和分化受阻一样，细胞凋亡异常在肺癌的发病学上占有重要地位。在肺癌的发病过程中，细胞凋亡异常发生的机制几乎涉及细胞凋亡信号途径的所有方面，其中，研究最深入、最广泛的是凋亡抑制基因和凋亡活化基因的异常，如 Bcl-2、p53、C-myc 等基因。

第二节　肺癌的临床表现

一、由原发肿瘤引起的症状

（一）咳嗽

咳嗽是肺癌患者最常见的初发症状，主要是由于肿瘤或其分泌物刺激支气管黏膜引起，常为刺激性咳嗽，中心型肺癌更为突出。当肿瘤引起远端支气管狭窄时，咳嗽加重，多为持续性，且呈高音调金属音，这是一种特征性的阻塞性咳嗽。当癌肿继续长大影响支气管引流，继发肺部感染时，可以有脓性痰液，痰量也会较前增多。肺泡癌时可有大量黏液痰。

（二）咯血

咯血的临床意义较咳嗽更为重要，痰中带血或咯血为肺癌的第二常见症状，可占 40%—50%。咯血量多少不等，可呈血丝样、血块样，也可侵蚀大血管导致难以控制的大咯血。血丝可新鲜或陈旧，持续时间长短不一。中央型肺癌由于肿瘤生长在支气管黏膜，血管丰富，当剧烈咳嗽后血管易破溃，故发病早期就出现咯血；周围型肺癌瘤体增大到一定程度后，因肿瘤中心缺血性坏死并伴有出血，也可出现咯血症状，如咯血持续数月以上，意义更大。若反复出现痰血或咯血，即使 X 线片阴性，仍应仔细检查，不可轻易排除肺癌。

（三）胸闷、气急

临床上以胸闷、气急为首发症状的肺癌患者约有 10%。当肿瘤压迫引起支气管狭窄，或肿瘤转移到肺门淋巴结，肿大的淋巴结压迫主支气管或隆突，或转移至胸膜，发生大量胸腔积液，或转移至心包发生心包积液，或有膈肌麻痹、上腔静脉阻塞以及肺部广泛受累，均可影响肺功能，发生胸闷、气急，如果患有慢性阻塞性肺病，或合并有自发性气胸，胸闷、气急更为严重。胸闷、气急的程度因患者的耐受程度不同而异。

（四）发热

在肺癌患者中以发热为首发症状的占 21.2%。发热原因有两种：一种是肺癌患者某一段或某一叶支气管开口阻塞或管腔受压，引起相应的肺叶、肺段的阻塞性炎症或不张而出现体温升高，多在 38℃ 左右，很少超过 39℃，抗炎药物可控制。另一种是肺癌晚期出现肿瘤热，表现为发热，但不伴寒战，经抗生素药物治疗疗效不佳，但消炎痛能暂时退热，停药后发热重现。

（五）消瘦

消瘦为肺癌的常见症状之一，大多见于肺癌晚期，由于肿瘤毒素和消耗以及感染，疼痛所致的食欲减退等所致，表现为消瘦或恶液质。

二、肺癌局部扩展引起的症状

（一）胸痛

胸痛是早期肺癌常见症状，表现为胀满、疼痛或压迫感，当活动、咳嗽深呼吸时患侧尤为明显，约有 30% 的肿瘤直接侵犯胸膜、肋骨和胸壁，可引起不同程度的胸痛。若肿瘤位于胸膜附近时，则产生不规则的钝痛或隐痛，疼痛于呼吸、咳嗽时加重；肋骨、脊柱受侵犯时，可出现持续性疼痛，则有压痛点，而与呼吸、咳嗽无关；肿瘤压迫肋间神经时，胸痛可累及其分布区。

（二）呼吸困难

肺癌的呼吸困难由多种原因引起，常为多种因素共同作用的结果。阻塞性肺病是肺部恶性肿瘤中常见的并发症，可引起呼吸困难；肺不张特别是全肺不张也可导致呼吸困难；肿瘤压迫大气道，也可出现吸气性呼吸困难。除了肺部疾病以外，还包括心和心包疾病以及肺动脉的并发症，亦可引起呼吸困难。

（三）声音嘶哑

癌肿直接压迫或转移至纵隔淋巴结，压迫喉返神经致声带麻痹，可出现声音嘶哑。左侧肺癌常因主动脉弓前下方淋巴结转移累及或压迫左侧喉返神经造成左侧声带麻痹，右侧锁骨上淋巴结转移累及或压迫右侧喉返神经造成右侧声带麻痹，均可出现声音嘶哑。

（四）吞咽困难

吞咽困难常由于癌肿侵犯或压迫食管引起。另外，喉返神经损伤可引起咽部吞咽机能障碍，也可导致吞咽困难。

（五）喘鸣

喘鸣是由于癌肿长大造成较大的支气管不同程度的阻塞引起，约有 2% 的患者可引起局限性喘鸣音。部分患者自己能听到，声音较大时外人亦能听到。

（六）上腔静脉阻塞综合征

上腔静脉阻塞综合征是肺癌的常见并发症，是上腔静脉部分或完全堵塞或无名静脉堵塞所致。此综合征约 97% 来自恶性肿瘤（86% 来自肺癌，7% 为恶性淋巴瘤，7% 为其他癌转移，如乳腺癌），3% 来自良性疾病（如胸骨后甲状腺肿、原发性上腔静脉血栓、良性胸腺瘤、心包缩窄、支气管囊肿、特发性硬化性纵隔炎）。肿瘤侵犯纵隔，压迫上腔静脉时，上腔静脉回流受阻，产生头面部、颈部和上肢水肿，以及胸前部淤血和静脉曲张，可引起头痛、头昏或眩晕。

（七）Horner 综合征

位于肺尖部的肺癌称肺上沟癌（Pancoast 癌），可压迫颈部交感神经，引起病侧眼睑下垂、瞳孔缩小，眼球内陷，同侧额部与胸壁无汗或少汗，也常有肿瘤压迫臂丛神经，造成以腋下为主、向上肢内侧放射的火灼样疼痛，在夜间尤甚。肺尖发生的支气管癌且侵犯肺上沟者，常为低度恶性的鳞癌，生长缓慢，晚期开始出现转移。

（八）胸腔积液

近 15%—20% 肺癌患者表现为胸腔积液。当肺癌侵犯胸膜时，可引起胸腔积液，往往为血性，且积液中常能找到癌细胞，但非血性胸腔积液亦不能排除癌症，可能为胸膜癌灶少之故。恶性胸腔积液多见于未分化癌及腺癌，鳞癌较少。当大量积液时，可以引起胸闷、呼吸困难。此外，当癌肿侵犯胸膜及胸壁时，可以引起持续剧烈的胸痛。

（九）心包积液

近 5%—10% 的肺癌患者可出现心包积液，主要发生于晚期肺癌。初期症状为呼吸短促，端坐呼吸，病情继续进展可出现严重呼吸困难、焦躁不安、心动过速、胸骨下压榨性疼痛、奇脉，肝肿大、颈静脉怒张和（或）氮质血症等，最后出现低血压、死亡。诊断的重点在于早期发现心包填塞，二维超声心动图是检查心包填塞的重要手段，如出现心包填塞须立即心包穿刺以挽救生命。

三、肺外转移引起的症状

（一）脑转移

（1）头痛是最常见和最早出现的症状。早期可仅有头晕或轻微头痛，持续时间不长，几分钟至数小时，有夜间或清晨加重现象，可自行缓解。在儿童可仅表现为精神差。随着病情进展，头痛渐趋明显，呈持续性。头痛的部位常与转移灶所在部位一致，局限性头痛有定位价值，但不可靠。肿瘤侵及硬脑膜时头痛向颅底放射，波及大脑镰时疼痛向前额放射，可有深部疼痛。小脑转移时向病灶侧卧位可减轻疼痛，而四脑室内转移时头前倾可缓解头痛。如果转移位置较深，头痛主要在额部及双侧颞部，有时可有牵拉痛、颈部僵直感，屈颈也可使头痛加重。当颅内高压进一步发展，可出现注意力不集中、精神恍惚、嗜睡、定向力障碍，甚至发生大脑强直发作。

（2）呕吐。脑转移的初期通常没有呕吐，因此它不是诊断脑转移的必备症状。幕下转移瘤由于直接影响脑干呕吐中枢，比幕上半球转移更易引起患者呕吐。

（3）视神经乳头水肿，较头痛、呕吐出现更晚。视神经乳头水肿多为两侧同时发生，严重程度也基本一致。

（4）精神和意识障碍脑转移初期可能仅有头昏头晕、情感淡漠、记忆力减退、反应迟钝、情绪不稳、怕光、怕噪声吵闹、易激动、警觉性减低。后期出现嗜睡、昏睡、昏迷等意识障碍表现。

（5）其他、颅内高压尚可表现为黑蒙、晕厥、嗅觉减退、步态不稳、共济失调、癫痫发作、大小便失禁、脑性肺水肿、消化道出血等。

（二）骨转移

骨转移多表现为肋骨、椎骨、髂骨、骶骨、四肢长骨、锁骨、肩胛骨的溶骨性破坏。其中以肋骨和椎骨转移最多，表现为局限性疼痛，并有固定压痛点、叩击痛，局部疼痛出现早，常在骨质破坏1—2个月之前出现，呈剧烈顽固性疼痛。长骨骨转移可出现病理性骨折，椎骨转移可因椎体破坏或肿块压迫椎管导致脊髓阻塞和压迫症状，临床特征是局部疼痛，开始为断断续续的痛，与活动无关，后变得持续并加剧。有些骨转移灶无痛，仅靠 X 线或骨放射性核素扫描等检查发现。其他的症状和转移的部位有关，因脊柱骨转移产生脊髓压迫的症状起初为背痛加重，此时应及早治疗，防止脊髓神经损伤发生截瘫。另外亦可因手术、放疗、瘤栓等原因发生脊髓缺血而出现症状。

（三）肝转移

早期并无特异性临床表现，主要为食欲下降，消瘦、肝区疼痛和黄疸。70%—80% 出现乏力、发热和厌食等非特异性症状。晚期主要为右上腹痛，肝肿大、腹块及腹水。约 90% 可扪及肿大压痛的肝脏及坚硬的癌结节。

（四）淋巴结转移

淋巴结转移最常转移到锁骨上、下颈部和腋下。多为较坚硬、单个或多个结节。不同部位的转移常引起相应症状。这时通过 X 线胸片常可发现原发病灶。但也有原发灶不明显，而以转移性病变作为主诉来就诊的。

（五）肾上腺转移

肺癌常常发生肾上腺转移。肾上腺转移常无明显症状，最初可在 CT 中发现单侧肾上腺增大。典型的 CT 表现为均质、低密度、边界清楚、直径小于 3cm 的肿块。在行根治性胸部手术之前，对于非小细胞肺癌的患者怀疑有肾上腺转移的应行 CT 引导下的穿刺活检。

第三节　肺癌的诊断

一、肺癌的影像学检查方法

肺癌的影像检查方法主要包括 X 线平片、CT、磁共振成像（magnetic resonance imaging，MRI）、超声、核素显像、正电子发射计算机断层扫描（positron emission tomography-computed tomography，PET-CT）等方法，主要用于肺癌诊断、分期、再分期、疗效监测及预后评估等。在肺癌的诊治过程中，应根据不同的检查目的，合理、有效地选择一种或多种影像学检查方法，发挥综合影像在肺癌临床的作用。以下仅介绍肺癌的 X 线平片及 CT 表现。

二、肺癌的 X 线平片表现

X 线平片是胸部常用的检查方法，可以同时显示双肺、肺门、纵隔及心脏大血管，膈肌、胸廓等结构，具有检查方便、射线辐射低的优势。肺部有良好的自然对比，肺内病灶在平片上可以清楚显示。但是平片是前后重叠影像，进行胸片检查时要正侧位检查相结合，有利于病变的定位及重叠部位的病灶显示，以减少结构重叠较重部位的漏诊。

中央型肺癌常表现为肺门区肿块，肺门影增大、密度增高，常合并远端肺阻塞性肺炎或肺不张。当存在肺不张时，肺门结构可发生移位，右肺中央型肺癌可伴有肺门角消失。平片可以显示肺不张的各种表现：右肺上叶肺不张，肺门肿块与不张肺收缩的下缘形成横 "S" 征；右肺中叶肺不张，不张肺位于右侧心缘旁，产生右心缘模糊的征象；左上叶中央型肺癌合并肺不张，肺门肿块周围可见云雾样透光度降低影，又称 "云雾遮日征"，是由上叶肺不张与下叶代偿肺气肿重叠所致；中央型肺癌合并双下叶肺不张时，肺不张向中线脊柱两侧聚拢，左下叶肺不张往往与心影重叠，在所有肺不张中最容易漏诊。周围型肺癌可表现为肺内结节或肿块影，可显示肺内转移灶。发生明显肺门及纵隔淋巴结转移时，胸片可显示肺门增大及纵隔增宽改变。胸膜发生转移时胸片可显示胸膜不规则增厚及胸腔积液，也可显示合并大量心包积液时心影显著增大。胸片也可显示胸廓骨的明显骨质破坏，侧位片易于显示椎体破坏导致压缩变形的情况。

胸片最主要的缺点是空间分辨率低，容易漏诊。有研究显示，约80%<1cm的肺内结节会被平片漏诊；而中央型肺癌由于肺门区结构重叠，在病灶较小没有合并明显阻塞性改变时更是很难显示占位病变。胸片用于肺癌的筛查很难发现早期肺癌，不能提高肺癌的生存期，已是业界共识。由于不能发现肺及胸膜的小转移灶，不能准确评估淋巴结转移状态及心脏大血管侵犯情况，胸部平片在肺癌诊断、分期及疗效评价中的价值有限，主要用于深静脉置管位置的评估，穿刺后有无气胸、出血等并发症的评价，了解术后肺复张情况、肺部炎症吸收情况的监测等方面。

三、肺癌的 CT 表现

胸部 CT 能够显示许多在 X 线平片上难以发现部位的病灶及小病灶，可以有效地检出早期周围型肺癌，进一步确定病变所在的部位和累及范围，也可鉴别其良、恶性，是目前肺癌诊断、分期、疗效评价及治疗后随诊中最重要和最常用的影像手段。

胸部 CT 检查方法：对于肺癌初诊患者胸部 CT 扫描范围上界应包括锁骨上区，下界应包括双侧肾上腺。对于 ≥ 1cm 实性肺结节 / 肿块或实性成分 ≥ 1cm 的混杂磨玻璃密度结节（ground glass nodule，GGN），推荐三期增强扫描（平扫，30s 动脉期，90s 延迟期），评价病灶的血供。所有 CT 检查应进行 5mm 层厚横断面、冠状位及矢状位重建；同时进行薄层重建（1—2mm 层厚、纵隔窗），以利于小病灶的显示与定性。

（一）中央型肺癌的 CT 诊断和鉴别诊断

中央型肺癌的 CT 表现包括直接征象和间接征象。直接征象主要为肺门肿块及支气管的改变，间接征象主要为支气管阻塞所继发的征象。其他表现有肺门及纵隔淋巴结肿大、肺内转移、胸膜转移、胸腔积液、骨转移等。

1. 肺门肿块

肺门肿块是进展期肺癌主要影像表现，伴支气管不同形态的狭窄及阻塞性改变。进展期中央型肺癌常与肺门及纵隔肿大淋巴结融合，二者分界不清。

2. 支气管改变

（1）支气管壁增厚：中央型肺癌的早期黏膜浸润，CT 难以发现，即使低剂量 CT（low dose CT，LDCT）也容易漏诊早期中央型肺癌，主要依赖支气管镜下活检及痰脱落细胞学等辅助检查。

（2）支气管腔狭窄，可呈现以下几种形态：①向管腔内突入的软组织影，伴管腔狭窄；②管壁增厚，管腔偏侧性或环周狭窄，表现为不规则形、锥状、鼠尾状等；③支气管截断表现。

3. 支气管阻塞征象

支气管阻塞征象中最早的改变为阻塞性肺气肿，随着病情进展，阻塞加重，发生阻塞性肺炎和肺不张。

（1）阻塞性肺气肿：在胸片上不能清楚显示，CT 分辨力高，可显示受累肺叶密度减低、肺纹理稀疏，通过与健侧或同侧同层面前、后肺野对比观察明确存在阻塞性肺气肿。

（2）阻塞性肺炎：早期阶段表现为小斑片状边缘模糊影，按段、叶分布；可在同一部位反复发生，并逐渐加重，可以发展成整个肺段、一叶或一侧肺实变。阻塞性肺炎呈小叶性肺炎改变，即多发斑片状边缘模糊实变，需要与肺叶内肺转移鉴别，主要鉴别点是肺内转移灶边界清楚。阻塞性实变区内缺乏支气管充气征，此点可与非阻塞性的大叶性肺炎鉴别。发生阻塞性肺炎时都合并有不同程度的肺不张存在。

（3）阻塞性肺不张：为中央型肺癌最常见的间接征象之一。主要是肺叶不张，也可以是段或一侧性肺不张，取决于肿瘤侵犯支气管的部位和范围。不张肺叶表现为高密度，肺叶体积缩小，继发叶裂向患侧移位，纵隔及膈肌移位，同层 CT 图像可显示患侧肋骨段数较对侧增多。不张肺邻近的肺叶（或对侧肺）见代偿性肺气肿改变。

肺门肿块较小时，肺不张可掩盖肺门肿块。肺门肿块较大时，肿块处不张肺缘凸出，呈"S"征。X 线平片可以显示肺不张的各种表现，在各个肺叶不张中，左下叶肺不张在平片中由于与心影重叠，最容易漏诊。

区分不张的肺和肿块对肺癌分期、疗效评价很重要，尤其对肺癌放疗靶区的勾画非常关键。平扫 CT 由于癌肿与不张的密度差别小，实变肺将肺门肿块部分或完全掩盖，很难区分。动态增强 CT 有利于显示肿块与不张肺的密度对比：体积缩小的不张肺强化明显，出现早、密度高，内见高强化的肺动静脉血管造影及无强化的分支状管条影（正常或扩张的含黏液的支气管影）；而中央的癌肿强化相对较晚，密度一般低于不张肺，且内部无上述结构。动态增强 CT 通过识别肺门肿块轮廓和肿块与不张肺的内部结构的差别，可以区分 80% 的肺癌合并肺不张的病例。

MRI 区分不张肺和肿块明显优于 CT，T2 加权序列：不张肺的信号通常高于肿块的信号强度，可以显示不张肺内高信号分支状充满黏液支气管影。扩散加权成像（diffusion-weighted imaging，DWI）有利于中央肿块的突出显示，联合 T2W 与 DWI 有利于肺癌与肺不张的鉴别。

（4）黏液嵌塞：见于多种情况，以支气管肺癌最多见，中央型肺癌合并阻塞性肺炎及肺不张时较常见，少数情况不存在阻塞性肺炎和肺不张，平扫肺内见一条或几条梭形条状或分叉状软组织密度影，长轴指向肺门，增强肺门肿块强化，而低密度条形影无强化。

（5）肺血管侵犯：中央型肺癌对纵隔、肺门大血管如上腔静脉、肺动脉的浸润、粘连、包绕是胸外科医师最关心的问题，增强 CT 可以清楚显示血管管腔狭窄、变形及管壁不规则及增厚的改变，容积扫描进行多平面重建（MPR），可以准确评价癌肿侵犯血管情况。MRI 在评价纵隔及大血管侵犯较 CT 具有优势，T2 加权图像可以显示血管壁的结构，不抑脂的 T2 加权序列可以显示肿瘤与血管壁间脂肪层高信号是否存在。

4. 中央型肺癌的鉴别诊断

（1）慢性炎症引起的支气管壁增厚合并肺不张最常见于支气管内膜结核，结核性支气管壁增厚的特点是管壁增厚及管腔狭窄范围较长，增厚管壁强化不明显，肺不张内支气管往往可见支气管充气征改变，充气支气管可见与肺内坏死空洞相通改变，实变肺内密度不均，可见钙化灶。支气管内钙化（结石）引起肺不张，在平扫显示支气管腔内高密度钙化灶，增强无强化改变。以往认为中叶综合征多为结核和肺慢性炎症的结果，而中央型肺癌累及中叶引起肺不张并不少见，因此对怀疑慢性炎症引起支气管管壁增厚的病例，仍需纤维支气管镜排除早期中央型肺癌可能。

（2）肺门淋巴结融合肿块压迫支气管狭窄：周围型肺癌肺门淋巴结转移常常压迫支气管狭窄，与中央型肺癌的鉴别要点在于前者没有支气管壁增厚。

小细胞肺癌多为中央型，常见肺门区较大软组织肿块，而支气管往往弥漫轻度狭窄，反映了小细胞肺癌黏膜下浸润的病理特点。

（二）周围型肺癌的 CT 表现

发生在肺段以下支气管的肺癌，影像学定义为周围型肺癌，较中央型肺癌多见。肺外周病灶，>3cm 为肿块，≤ 3cm 为结节，尽管现代影像技术已取得飞速发展和进步，对于 ≤ 3cm 结节的影像诊断仍是研究的难点和重点。多排螺旋 CT 扫描，获得容积数据可以进行多平面重建（MPR）、容积重建（VR）。MRI、能谱 CT 扫描等技术的应用，为肺结节提供了多参数的评价。以下从周围型肺癌肿瘤—肺交界面、肿瘤邻近结构改变及肿瘤内部改变等阐述其 CT 影像学表现。

1. 肿瘤—肺交界面的 CT 表现

肿瘤—肺交界面需要在高分辨率肺窗评价，对于小结节（≤ 2cm）可以进行 1—2mm 薄层高分辨率肺窗、小视野（FOV：10—20cm）重建，较 5mm 厚层有利于显示肿瘤—肺交界面细微改变。

（1）毛刺征：表现为自瘤体边缘向周围肺伸展的呈放射状、无分支的细、短线条影，近瘤体处略粗。以癌肿为中心，放射状毛刺是肺癌的典型征象，病理基础是癌肿内瘢痕收缩，将邻近小叶间隔等牵拉所致，不同于结核等肉芽肿粗长索条影，瘤体边缘不光滑呈尖角状凸起，称为棘状突起，良恶性病变均可见此征象，肺癌的棘状突起可能是肿瘤向周围肺浸润的表现。

典型的肺癌毛刺，支持原发支气管肺癌的诊断，是与肺转移瘤的鉴别点之一。罕见情况，转移瘤在生长变化过程中也可出现毛刺，要结合病史、病灶数目等综合分析。

（2）分叶征：表现为肿瘤边缘凹凸不平，呈花瓣状突出；相邻两个突出之间为相对凹入的切迹。一般认为，分叶是由于肿瘤生长过程中，瘤体周围空间阻力不一，如受小支气管、血管阻挡，生长速度不均而形成。根据弧线长与弦长比值（R），将分叶深度分为三类：R ≥ 0.4 为深分叶；R=0.3 为中分叶；R ≤ 0.2 为浅分叶。深分叶对小肺癌诊断具有价值；良性病变如结核瘤、炎性假瘤等也可见浅分叶表现。

周围型肺癌的肿瘤—肺交界面可光滑清晰或模糊，肿瘤膨胀性生长时边缘多光整，以伏壁式生长的癌肿边缘常不规则。周围型肺癌一般近肺门侧边缘光滑清晰，远离肺门侧常模糊，远侧可见阻塞性炎症斑片影。

2. 肿瘤邻近结构改变的 CT 表现

肿瘤邻近结构异常包括胸膜、瘤周血管和支气管改变。

（1）胸膜改变：最常见的是胸膜凹陷，其次是胸膜浸润与胸膜播散。

胸膜凹陷定义为从肿块远侧到胸膜表面的放射状条带影，系肿瘤内纤维瘢痕组织收缩牵拉胸膜凹入造成的，凹陷的脏层胸膜与壁层胸膜间隙因负压吸引有少量液体积聚。胸膜凹陷可以呈天幕状（或称为三角形或喇叭口状）、1 条线状影或多条线状影，与扫描层面与凹入方向相关。叶间裂胸膜凹陷时叶间裂向肿瘤处移位，由于凹入空间被邻近肺代偿充填，一般不形成凹入空间，无积液。有学者对 205 例手术的非小细胞肺癌胸膜侵犯进行多因素分析，表现为天幕状胸膜凹陷脏层胸膜侵犯率达 57.7%，癌肿与胸膜广基接触并牵拉凹陷胸膜侵犯率达 74%，将以上 2 种定义为典型胸膜凹陷征，是胸膜侵犯的主要独立预后因素，同时癌肿密度（实性或是磨玻璃影）、癌肿边缘距离胸膜距离及性别也与胸膜侵犯相关。

胸膜下肿瘤或肿瘤体积增大会直接侵犯壁层胸膜，表现为：①肿瘤与胸膜接触面 3cm；②肿块与胸壁钝角相交；③邻近胸膜增厚。3 项中满足任意 2 项，即可诊断壁层胸膜侵犯（Grenier, et al., 1989）。发生壁层胸膜侵犯时，深呼气及深吸气扫描时肿块与胸壁关系不发生变化。有研究采用 CT 测量肿瘤与胸壁接触面的弧长与肿瘤最大径，计算弧长与最大径比值，以 0.9 为界值，诊断胸壁侵犯的敏感性 89.7%，特异性 96.0%，ROC 曲线下面积 0.976，优于放射诊断医师的传统判断标准。

肿瘤侵透脏层胸膜（pL2）及壁层胸膜（pL3）时均有可能发生胸膜播散转移，典型胸膜转移 CT 上可以表现胸膜多发结节及胸腔积液，诊断不难；准确识别无胸腔积液的胸膜微转移（亦称为干性胸膜转移）对肺癌患者的管理非常重要。肺癌术后患者 CT 回顾分析显示：胸膜微转移可表现为胸膜微小结节或轻度增厚，但正常无胸膜转移患者也可存在胸膜微结节及轻度增厚。MPR 有利于显示叶间胸膜或膈肌表面胸膜的微结节或增厚改变，尤其是多发叶间胸膜结节呈串珠状改变，高度提示存在胸膜转移。

（2）周围型肺癌邻近血管、支气管改变周围型肺癌肺门则可出现血管纠集、聚拢改变，称为血管集束征，此形成机制多认为与肿瘤内成纤维反应有关，肺静脉易受累，当出现肺静脉中断、包绕时常提示恶性结节。周围型肺癌与支气管关系可表现为：①支气管在肿瘤边缘被肿瘤阻断；②支气管伸入瘤体内，支气管壁不规则增厚，管腔不规则狭窄；③肿瘤挤压支气管呈手抱球状。周围肺病灶出现以上支气管改变时，往往提示病灶起源于支气管，支持周围型肺癌的诊断。

3. 瘤体内部的 CT 表现

（1）空泡征及支气管充气征：CT 表现为瘤体内管条状或囊状气体密度影。一般在 ≤ 3cm 小肺癌多见，尤其是表现为磨玻璃影（GGO）的肺腺癌，有学者分析一组表现为 GGO 肺腺癌，空泡征和支气管充气征的发生率高达 70%。以往认为空泡征的病理学基础可能是：未被细胞充填的正常含气肺组织，未完全闭合或扩张的小支气管及被肿瘤组织溶解、破坏与扩大的肺泡腔。笔者的研究发现 CT 上实性成分较多的肺腺癌组出现空泡征及支气管充气征的比例高于 GGO 为主组，考虑空泡征与含气肺组织被肿瘤组织溶解、破坏及牵拉有关，磨玻璃结节内部空泡征的出现提示肿瘤侵袭力增高。

支气管充气征最多出现在低侵袭性肺腺癌，在淋巴瘤及局灶性机化性肺炎亦可见支气管充气征，并不是肺癌的特异性表现，需结合其他征象综合判断。

（2）肺癌的钙化：周围型肺癌的钙化常表现为细砂砾状，分布弥散，或偏向瘤体一侧。原发肺癌和肺转移瘤（常见于骨肉瘤、黏液腺癌等）均可发生恶性钙化。一般大多数良性病变如结核瘤、肉芽肿、错构瘤等，钙化多呈弥漫性、同心圆状、爆米花状，钙化灶粗大、密度较高，不同于肺癌钙化呈弥漫性细点状改变。

（3）肺癌的强化：肺癌的增强随着病灶增大从均匀强化逐渐变得不均匀，边缘强化明显，内部呈低强化改变。净强化值＝最高强化 CT 值－平扫 CT 值，一般净强化值 <15HU 认为是良性结节，肺癌的净强化值一般在 20—40HU，部分病理类型如类癌净强化值可以高于 40HU。炎性假瘤的净强化值与肺癌的强化存在重叠，甚至高于肺癌强化。而肺良性肿瘤如硬化型肺泡细胞瘤净强化一般高于 40HU。可见良恶性结节净强化值有很大重叠，动态增强更大的意义是如果发现结节净强化 <15HU，高度提示良性可能：如最常见结核瘤，呈低强化或无强化表现。

多排螺旋 CT 多期动态扫描或灌注成像，可以显示肺癌肿瘤血管，可以更准确评价结节的血流灌注信息。动态增强 MRI 亦是评价肺结节的强化模式及强化程度的有效手段，而且具有无射线辐射的优势。

（4）肺癌的空洞：肺鳞癌空洞发生机会较其他类型的肺癌要高得多，而小细胞癌极少发生。癌性空洞的典型表现为厚壁或壁厚薄不均，内壁凹凸不平，或呈结节状；外壁瘤肺界面可呈分叶征、毛刺征改变；癌性空洞多为中心性或远离肺门偏心性。

一般壁厚≤4mm 的空洞倾向良性，≥15mm 倾向恶性，无论壁的厚薄，如果内壁不规则，尤其有壁结节则是癌性空洞的重要依据。肺脓肿空洞与肺癌的主要鉴别点在于脓肿内可见气液平面，肿瘤—肺交界面模糊，周围见炎性渗出。结核空洞常表现为薄壁空洞，空洞位于结节近肺门侧，可见空洞与支气管相通，周围可见"卫星灶"。

综上，周围型肺癌的 CT 影像诊断要综合分析肿块内部密度、强化程度，肿瘤—肺交界面改变，以及周围血管和支气管变化，进行综合判断，做出诊断。

4. 周围型肺癌的鉴别诊断

与肺内良性肿瘤或肿瘤样病变相鉴别：总体来说肺内良性肿瘤发生率低，常见类型有错构瘤、硬化性肺泡细胞瘤、动静脉瘘及支气管囊肿等。其共同特点是体积小，形态规则，常为圆形或椭圆形，生长缓慢。

（1）错构瘤：CT 表现为圆形或类圆形结节，边缘光滑锐利，增强后强化不明显。爆米花样钙化是错构瘤的特征表现，薄层 CT 可以显示内部脂肪密度（CT 值 –20—–120HU），明确诊断。

（2）硬化性肺泡细胞瘤：女性好发，表现为圆形或椭圆形结节，边界清楚，密度均匀，很少有钙化和空洞，增强扫描常呈明显高强化表现，净强化>40HU；部分结节周围可见空气新月征，是较特异的影像学表现。

（3）动静脉瘘：CT 表现为一个或多个圆形或椭圆形结节堆积在一起，偶见明显弧形或圆形钙化，增强可见粗大供血动脉、引流静脉与高强化结节相连，诊断容易。

（4）支气管囊肿：表现为边界清楚的囊性肿块，CT 值一般呈液体密度，也可以呈高密度，增强扫描囊壁可强化，囊内无强化。当囊肿与支气管相通时可以呈含气囊肿，诊断容易。

与肺内炎性病变鉴别：感染性肉芽肿占良性孤立性肺结节（solitary pulmonary nodule，SPN）的 80%。

（1）结核瘤：是最常见的肺内炎性肉芽肿，主要 CT 表现：①大小在 2—

3cm；②边界光滑，少数可局部模糊或有尖角；③钙化呈弧线状、环形或分层状，也可以表现为整个病灶钙化块；④增强扫描内部无强化；⑤"卫星灶"存在；⑥空洞位于结节肺门侧，可见与支气管相通征象。以上CT表现中"卫星灶"是结核瘤的重要诊断依据。

（2）机化性肺炎：形态不规则居多，边界大多数模糊，可有长毛刺及尖角；有的有支气管充气征，增强后一般有非常明显的强化，部分病灶内部可见肺血管进入及穿行；邻近胸膜可明显增厚粘连。

（3）炎性肌纤维母细胞瘤：既往称为炎性假瘤，是肺内非特异性炎症，周围有完整的纤维包膜包裹，边界光滑，没有分叶，密度均匀，增强可有明显强化，少数边缘可有尖角状粘连带，肺门及纵隔淋巴结无肿大。

（三）几种特殊类型肺癌的 CT 表现

1. GGO 肺腺癌

随着CT的广泛普及与肺癌筛查工作的展开，越来越多的GGO病变被检出、随访及接受手术，对这一类型肺腺癌的认识逐渐提高。此类病变女性高发，病灶生长缓慢，倍增时间长，具有多发性的特点，此类肺腺癌EGFR突变率高。目前，大部分研究者认为，局灶多发GGO是多中心起源，从纯GGO→混杂GGO→实性结节，是部分肺腺癌的演化规律。

有学者对59例表现为GGO的肺腺癌CT征象分析，典型影像学表现为：①大部分边界清楚，约占90%；②分叶征，约占80%；③胸膜凹陷征，约73%；④空泡征及支气管充气征，约73%；⑤毛刺征，约占29%。按照GGO内实性成分分组研究显示，7例病理学淋巴结转移及3例脉管侵犯均出现在实性成分较多组。研究结果显示：表现为GGO的肺腺癌随着肿瘤实性成分比例增高，出现恶性CT征象如毛刺、胸膜凹陷及空泡征的比例增加，病理上肿瘤的侵袭性增加。

局灶GGO需要进行良恶性鉴别诊断。良性病变如活动性炎症、机化性肺炎、肺泡出血等均可以呈现GGO表现，尽管恶性GGO大部分边界清楚，但少数黏液腺癌病例也可呈模糊边界，因此，边界模糊不能排除恶性诊断。初诊发现 GGO 病灶需要进行随访确认是否持续存在，持续存在的 GGO 要根据病灶实性成分的大小决定下一步处理，请参照 Fleischner 协会指南。

2. 浸润实变型肺癌

表现为片状或亚肺段、肺段，甚至肺叶分布，晚期可累及一侧肺或双侧肺弥漫实变。因有黏液分泌可经气道播散，平扫密度较低，平扫可见肺内血管影，增强血管造影清楚，其内见充气支气管呈树枝状分布。病变累及整个肺段或肺叶时，可见病变按照肺段或肺叶分布的特点，整个肺段或肺叶体积膨隆增大。与肺炎或肺水肿区别困难。如果肺内实变病灶，经系统抗炎后没有吸收，一定需要随诊观察，如果体积增大或其他肺内出现新发病变，则需要活检明确病理。

3. 肺上沟癌

又名 Pancoast 瘤，为周围型肺癌的一种特殊类型。肿瘤位于上叶尖段胸腔顶部，沿胸膜顶下蔓延生长，易早期侵犯局部胸膜、胸壁、肋骨或胸椎，侵犯锁骨下动静脉血管等结构。MRI 具有高软组织分辨力，可以清晰评价血管、胸壁、椎管侵犯及臂丛神经侵犯情况，是 Pancoast 瘤首选的影像学检查方法。

（四）肺癌转移的 CT 表现

1. 肺门纵隔淋巴结转移

N 分期对非小细胞肺癌（non-small cell lung cancer，NSCLC）非常重要，N0、N1 可以手术切除，确定患者是 N2 还是 N3，是单站 N2 还是多站 N2 非常重要，直接影响患者的管理。无创性肺癌淋巴结诊断手段包括 CT、PET-CT、MRI。

CT 可以清楚显示肺门及纵隔淋巴结肿大，CT 判断淋巴结转移的标准包括淋巴结的形态特征，如淋巴结轮廓、大小、密度等。淋巴结正常分布在气管远侧、双肺门区，不同区域淋巴结的正常大小存在差异，比如隆突下淋巴结的正常情况下短径可达 11mm。目前以短径 ≥ 10mm 作为诊断淋巴结转移的公认标准，诊断的敏感性 57%，特异性 80.6%。诊断的准确性不高，主要是正常大小的淋巴结也可以是转移的，而良性病变如肉芽肿、炎症也可以引起淋巴结肿大造成混淆。尽管 CT 对 N 分期的诊断能力欠佳，一些典型的 CT 表现有助于确认：①平扫均匀高密度淋巴结，支持良性淋巴结的诊断；②厚度均匀的靶环状淋巴结是良性淋巴结的特点；③融合肿大淋巴结，尤其是短径 ≥ 20mm，基本都是恶性的淋巴结；④淋巴结呈融合改变，边界模糊，是恶性淋巴结浸透包膜外侵的表现。增强 CT 有利于提高肺门区淋巴结的显示，增强 CT 呈现明显高强化的淋巴结，提示巨大淋巴结增生（Castleman 病）的诊断；增强呈环状强化，中心明显坏死，常见于结核淋巴结干酪坏死。除以上几种情况外，炎症性及肉芽肿性淋巴结可以明显强化，CT 淋巴结强化程度对鉴别淋巴结良恶性价值有限。尽管 CT 对 N 分期价值有限，但 CT 显示淋巴结肿大，为纵隔镜及或 TBNA 活检提供了重要依据。

PET-CT 是目前诊断临床 N 分期的主要影像学手段，近年来 MRI 在肺癌 N 分期的价值也受到越来越多的关注。

2. 肺癌肺内转移

肺癌可以破坏叶间裂播散到邻近肺叶，也可以通过血行或淋巴结转移到同侧或对侧肺，少数可以通过气道（如黏液腺癌）播散到同侧或对侧肺。典型肺内转移呈球形或结节状，尤其是多发病灶散在分布时，诊断明确。

需要强调的是，正常人群 CT 筛查发现小结节非常常见，5mm 以下小结节非阳性发现。44% 可手术切除的肺癌患者存在小于 10mm 的小结节，因此对小结节的定性诊断非常关键。在对小结节进行诊断时，需要考虑结节的大小、分布、形态及密度等多种因素，还要考虑原发癌肿的病理及侵袭性。①结节越大，恶性风险越高；②良性小结节以肺内淋巴结为主，分布在肺外周胸膜下、叶间裂周围；③良性结节大部分边界清楚，呈椭圆形、三角形、多角形，如果看到结节呈线状与胸膜粘连，大部分为良性；④高密度结节和硬结节（即纵隔窗和肺窗转换时结节大小无明显变化）支持良性的诊断。对小结节诊断最为重要的是一定要在薄层（1—2mm）CT 纵隔窗图像上分析，测量 CT 值时要勾画感兴趣区，避免点测量造成误差。另外磨玻璃为主的腺癌生物学行为相对惰性，发生肺内转移及淋巴结转移机会均低于实性肺腺癌。另外还要结合患者性别、吸烟史、家族史及职业情况综合分析。值得注意的是，有些转移 CT 表现不典型，对定性困难的小结节，需要随诊观察病灶变化。

3. 纵隔的直接侵犯判断

肿瘤对纵隔内心脏、大血管、气管及食管等有无侵犯是决定患者 T 分期的主要依据，直接决定了患者能否手术治疗。多排螺旋 CT 多平面重建可以更理想地显示肿瘤与纵隔大血管的关系，明确有无侵犯。当肿块与纵隔间有正常肺组织或有胸腔积液相隔时，说明没有侵犯纵隔。肿瘤与纵隔心脏大血管间有脂肪相隔时说明没有侵犯；而二者间脂肪层消失不能说明侵犯，尤其是消瘦病人，体脂少，诊断不可靠，可进行 MRI 进一步检查，了解大血管管壁的完整性或心包内有无肿瘤侵犯。

4. 胸膜转移和心包转移

可显示胸膜或心包结节和增厚，常伴有胸腔积液和心包积液。如果只显示少量胸腔积液或心包积液，没有明显结节或增厚时，诊断胸膜转移及心包转移需谨慎，因为肺癌合并阻塞性肺炎时可因炎症刺激胸膜产生胸腔积液；纵隔内淋巴结肿大或肿块压迫等可造成心包淋巴回流受阻，导致心包少量液体漏出。需要动态观察积液量变化，必要时穿刺引流积液查肿瘤脱落细胞。

5. 肺癌胸外转移

晚期肺癌最常见的胸外转移部位是脑、骨、肝、肾上腺和肾。初诊肺癌患者要进行颅脑 MRI、骨扫描、腹部超声等排查以上好发转移部位有无转移存在。有条件的患者可以进行全身 PET-CT 检查，有利于检出不常见部位（如胃肠道）的转移，从而改变患者的治疗方案；由于 PET-CT 对脑转移相对不敏感，进行 PET-CT 分期检查时，颅脑 MRI 检查仍不可缺少。

以下简述肺癌肾上腺转移的诊断。鉴于肺癌肾上腺转移发生率较高，怀疑肺癌的患者 CT 检查下界要包括双侧肾上腺区。肾上腺转移常呈双侧性，肺癌患者出现了双侧肾上腺肿块时，可确定为转移；单侧肾上腺肿块，需要与肾上腺腺瘤鉴别。肾上腺腺瘤通常不超过 3cm，因为内部含脂质成分，平扫 CT 密度均匀、偏低，CT 值 -33—28HU，增强呈轻度强化或薄纸样环状强化；MRI T1WI 反相位信号较同相位明显减低，可以明确诊断。

第三章　老年肺癌的病因、病理与筛查

本章主要介绍了五个方面的内容，分别是衰老、衰弱与肺癌，流行病学、老年肺癌病理及细胞学特点肺癌筛查，以及基础疾病对老年肺癌诊断的影响。期望能够通过作者的讲解，提升大家对相关知识的掌握。

第一节　衰老、衰弱与肺癌

一、衰老、衰弱的概述

（一）衰老的概念

衰老（aging）是指机体各器官功能普遍地逐渐降低的过程。它不是疾病，但与许多慢性病的发生密切相关，它在细胞和组织水平都可以促进慢性疾病的发展。衰老与疾病易感性因人而异，疾病的发生也受到环境及个体基因的影响。衰老降低机体对疾病的抵御能力，疾病又加重了衰老的程度。

（二）衰老的特点

衰老的发生是缓慢的，它是一个漫长的动态衰退过程，具有以下特点。①渐进性：衰老是一个逐渐发展的过程，当衰退缓慢积累到一定程度后，机体才会出现形态、组织结构的明显退行性改变。因而，我们难以区分衰老的阶段变化。目前也还没有找到在老年时出现仅与衰老有关，而与疾病无关的生物标志物。②必然性：从物种的角度来说，衰老是生物体走向死亡的必然过程。③保守性：即使生物进化程度不同，它们仍存在一些共同的衰老分子机制。④内生性：衰老像生长发育一样，是人类固有的生命过程，由基因、表观遗传及环境因素决定。它来源于人体内部，表现出明显的个体差异性。⑤危害性：衰老导致机体的生理功能下降，容易生病，生活质量下降，个体寿命缩短。衰老程度越重，发展速度越快，它导致和（或）加重老年患者多种疾病的发生和发展，增加治疗和手术过程中各种并发症和药物不良反应的发生，影响疗效。

衰老会带来身体成分、器官结构及功能的变化，会造成老年人维持机体内稳态的储备能力下降，会增加疾病的易感性和脆弱性——即衰弱。

（三）衰弱的概念

衰弱（frailty）是指机体生理储备功能减弱、多系统功能失调，机体对应激事件易感性增加及保持内环境稳定能力下降的一种临床综合征，是一种健康缺陷不断累积而导致的危险状态。

（四）衰弱的表现

衰弱可以发生在任何年龄，在老年人表现为机体多个系统储备能力下降，外界较小的刺激即可导致负性临床事件（包括跌倒、感染、谵妄、失能或死亡等）发生的现象。

（五）衰弱的病理生理

在个体基因和环境的共同影响下，老年人生理储备能力下降，机体内平衡处于边缘状态，一些老年人还存在营养不良和体力活动减少，最终导致衰弱的发生。衰弱增加急性事件或疾病的发生，增加不良预后，降低生活质量，影响寿命。

由于老年人存在衰老与衰弱，使得老年人慢性病的发生、发展、疾病演变、疗效和预后与非老年人均有所不同。老年人在逐渐老化的过程中，生理性衰老与病理性变化有时难以区分。当老年人机体退化达到一定程度，其器官功能已处于衰竭边缘时，一个小的应激，就可能让原先尚可维持平衡状态的机体"崩溃"。老年人的共病状态也增加了疾病并发症及治疗所致副作用的发生，所以处理老年疾病要以恢复和维持功能，提高生活质量为主要目标，从全人、全程的角度来进行疾病管理，这一点在老年癌症治疗中尤为重要。

二、人体各系统随衰老发生的变化

衰老所致各系统生理功能下降是渐进而不易察觉的。65—70 岁时这些变化凸显出来，当存在衰弱及疾病时，器官储备功能的下降表现得更为明显。

（一）心血管系统

衰老时，心脏体积减小，重量减轻，各瓣膜退行性病变及钙化出现瓣膜增厚变硬。房室结及各束支不同程度纤维化或钙化，易出现心内传导阻滞、心房颤动等心律失常；血管硬度增加使收缩压增加，舒张压降低，脉压增大，并使心脏后负荷增加，最终影响射血分数及冠状动脉血流量，易出现心肌缺血性损伤。

（二）呼吸系统

衰老时，胸部骨骼肌肉韧带萎缩硬化，心/胸比值增大，导致胸腔容积减少；肺组织弹性纤维减少，结缔组织增加导致肺顺应性减退；肺泡腔扩大，肺泡总面积减少，肺实质萎缩，最终导致老年人肺活量、最大通气量和肺总量减少，肺换气功能、肺泡弥散功能下降，动脉血氧饱和度降低。气道黏膜腺上皮细胞减少，黏膜腺体萎缩，导致气道防御功能下降，易引发呼吸道感染。

（三）神经系统

衰老时，中枢神经、外周神经及自主神经系统均呈退行性改变。大脑重量减轻，脑组织萎缩，脑室扩大，脑血管硬化、血流缓慢、血流量减少，易发生脑缺血性损伤；神经突触数量减少，释放神经递质减少，神经传导速度减慢，导致老年人反射迟钝，记忆力下降，动作协调能力下降。易出现神经退行性病变、痴呆等。交感神经张力下降导致老年人对应激反应能力下降。神经系统的退行性改变导致老年人在疾病过程中谵妄发生率高，在治疗过程中值得警惕。

（四）消化系统

衰老时，胃黏膜主细胞和壁细胞减少，黏膜上皮萎缩、肠上皮化生，导致胃黏膜糜烂、溃疡、出血；胃肠道血流量减少，蠕动减弱，小肠吸收功能下降，易导致消化吸收及营养不良；结肠平滑肌张力不足导致便秘；胰腺腺泡萎缩、导管增生、脂肪组织浸润、纤维化，胰蛋白酶和脂肪酶分泌减少，加重消化和吸收不良，胰腺功能的退化也是老年人腹泻的一个原因。胆囊壁及胆管壁变厚，胆汁生成量减少，黏稠度增加，易发生胆囊炎、胆石症；肝重量减轻，血液灌注量减少，导致肝解毒能力下降，代谢药物的能力下降。肝对低血压、缺氧耐受性下降，易导致药物性肝损害。

（五）泌尿系统

衰老时，肾重量和体积减小，肾血流量减少，肾小球数目、球内单位面积毛细血管数量减少，基底膜增厚，导致肾小球滤过率下降；尿液浓缩稀释能力下降，导致体液潴留、容量负荷增加；老年人膀胱松弛、前列腺增大，导致尿频、尿急、夜尿增多，易出现急性尿潴留。肾功能下降，导致经肾排泄药物清除时间延长，因而老年人使用药物时，要注意药物的特性，必要时应根据肌酐清除率来调整药物剂量或用法。

（六）内分泌系统

衰老时，肾上腺皮质功能下降，机体对应激反应下降，保持内环境稳定能力也下降；老年人甲状腺功能下降，基础代谢率低，体温调节能力下降，产热减少，散热增加，易出现怕冷、皮肤干燥、心搏缓慢、倦怠等症状。性激素分泌减少影响骨及肌肉代谢，易发骨质疏松和肌少症；甲状旁腺激素增加，25 羟基维生素 D 释放减少，骨钙流失，也是老年骨质疏松症高发的原因之一。老年人对胰岛素敏感性减低，对葡萄糖耐量亦降低，导致糖尿病高发。因而老年人治疗时要注意相关问题的预防和处理。

（七）血液系统

衰老时，骨髓造血功能减退，容易出现贫血，粒细胞功能降低，淋巴细胞减少，易出现感染；各种原因引发血浆总蛋白、白蛋白及凝血因子减少，容易造成抵抗力下降，药效下降，出血、凝血功能紊乱；老年人总血容量减少，对体液变化调节能力下降，对于液体过多及容量不足耐受力下降，容易造成心功能衰竭及容量不足，引起疾病的恶化。

（八）免疫系统

衰老时，T淋巴细胞亚群构成比改变，B淋巴细胞、树突状细胞功能下降，导致免疫系统稳定性减弱或免疫功能失调。T淋巴细胞数目减少，B淋巴细胞生成抗体能力不足，胸腺萎缩，导致感染难以控制，肿瘤发病率增加；免疫活性细胞的突变，自我识别功能紊乱，导致机体产生针对自身抗原的免疫攻击，引起自身免疫性疾病，也加重免疫系统的老化。

三、衰老的发生机制学说

在老年疾病的治疗过程中，衰老是相伴而行且不能回避的现象，了解衰老机制更利于治疗决策的把握。引起衰老的原因很多，包括遗传学、机械磨损、氧化及糖基化损伤和环境因素。生理性衰老的速度因人而异，个体差异很大。衰老的机制研究至今还没有定论，下面简要介绍目前比较流行的几个学说。

（一）自由基学说

自由基致衰老学说的主要根据在于自由基能损伤生物大分子，如质膜、蛋白质及DNA，进而引起细胞结构和功能的损害，最终导致生物体衰老。人体内自由基的产生主要有内源性和外源性两个来源，线粒体是细胞的能量工厂，也是内源性自由基产生的最主要场所；体外理化因素及致病微生物侵入人体时引发机体炎性反应，从而产生超出生理反应的大量自由基，即外源性自由基，过量自由基的产生造成组织的伤害，导致衰老。

（二）炎症衰老学说

炎症衰老是指在自然衰老进程中机体内促炎性反应状态是升高的，因而有学者认为持续炎症与衰老有关。主要有应激论和细胞因子论两种观点。应激论认为自然衰老进程中机体长期处在应激原微环境中，应激原是导致和维持慢性促炎症反应状态的原因，过度持续的应激反应引起的高促炎性反应状态导致衰老。细胞因子论认为促炎细胞因子在炎症衰老发生发展中起着核心作用，老年人血清中C反应蛋白（CRP）、白细胞介素和肿瘤坏死因子（TNF-α）水平的升高与疾病、残疾和病死率有关。

（三）免疫功能退化学说

免疫功能退化学说认为免疫功能退化是导致衰老的重要因素。老年人 T 淋巴细胞数量减少，B 淋巴细胞制造抗体能力下降，胸腺激素分泌减少，造成获得性免疫缺陷，其综合效应是使老年人感染易发，恶性肿瘤高发。衰老引发免疫识别功能的紊乱，自身抗体的产生引起各种自体免疫病。

（四）神经内分泌学说

神经内分泌学说认为激发各种生理功能的神经内分泌激素和神经递质在衰老中有重要作用。维持激素平衡有赖于神经内分泌的反馈机制，增龄对下丘脑—垂体—甲状腺轴、肾上腺及性腺轴均有影响，各种激素的平衡失调造成衰老性改变，人体内分泌系统激素合成、分泌、调节功能逐渐降低，使整个内分泌系统功能紊乱，加速机体衰老。

（五）程序衰老学说

程序衰老学说认为动物种属的最高寿限是由某种遗传程序决定的，机体衰老现象也是按这种程序先后表现出来的，即在同一种属内不同个体的寿限在一定程度上由遗传程序决定。密码子限制学说认为衰老时 DNA 控制的蛋白质合成受到破坏，可能由于转移核糖核酸（tRNA）的功能受到干扰，使密码无法进行转译，干扰的来源在于 tRNA 合成酶的改变，或组蛋白对基因的抑制。

（六）DNA 修复缺陷说

染色体缺失、突变、易位以及多倍体形成被看作是随年龄增长获得的染色体不稳定现象，会导致基因沉默或疾病相关基因的异常表达。端粒是位于染色体末端的特殊结构，由短 DNA 重复序列组成的，其功能是保持染色体的稳定性，避免染色体末端的融合。端粒长度与年龄明显相关，老年人端粒明显缩短，容易引起 DNA 损伤反应，基因的损伤不能及时有效地修复，导致衰老，疾病的进程也会缩短端粒，进一步加重衰老。

（七）生物分子自然交联学说

该学说认为衰老可能是由于生命所必需的核酸和蛋白质成分发生化学交联

反应引起的。交联反应是在多种因子作用下发生的，如射线、自由基、某些化学物质、金属等。增龄使 DNA 双链发生交联，转录不能顺利进行，寿命缩短；蛋白质分子发生交联，各种酶无法将其分解，影响机体的正常功能。这些进行性自然交联使生物分子缓慢联结，分子间键能不断增加，逐渐高分子化，溶解度和膨胀能力降低和丧失，其表型特征是细胞和组织出现老态，基因的有序失活，使生物体表现出程序化和模式化生长、发育、衰老以至死亡的动态变化历程。

除上述学说外，还有一些正在酝酿的新学说，如根据生物膜在衰老中的作用以及从寿命进化的角度探索衰老的基因定位学说。这些学说各自强调了衰老的一个方面，实际上都提出了一些推测。衰老的机制十分复杂，可能不是靠单一的学说可以全面解释的。

四、癌症与衰老

目前，老年人癌症是公认的主要老龄化问题。老年人癌症的生物学特性与非老年人不同是因为存在机体衰老的问题。

（一）致癌物暴露的累积

一些存在于我们生活、工作中的致癌物难以被去除，老年人暴露于致癌物的时间随着年龄累积，造成随机受损事件的累积，加上衰老导致细胞对致癌物质的易感性增加，最终导致肿瘤发生。

（二）DNA 修复能力降低

在机体细胞正常生长的过程中，当细胞损害逐渐累加时，分化的细胞会停顿在 G1 期和 G2 期，使其在进入下一个分裂时相前，被清查并修复。而衰老使细胞发现或修复损伤的能力下降，不能精确控制损伤 DNA 复制，导致不能控制异常细胞的增殖，从而错误信息被机体耐受，异常细胞不能凋亡。癌基因激活或扩增、抑癌基因活性降低、端粒缩短和遗传不稳定性、微环境变化等均导致肿瘤的发生。

（三）免疫监视能力下降

中性粒细胞、单核—巨噬细胞、树突状细胞和自然杀伤细胞组成的固有免疫系统随着衰老的发生，其对癌症的监控能力随之下降。表现为：中性粒细胞功能下降导致自由基、细胞因子、金属蛋白酶产生增加，NF-xB 持续活化，信号传导通路特别是 PI3K 的信号传导改变；单核巨噬细胞系统功能下降，导致细胞内杀伤、抗原呈递作用下降；树突状细胞和浆细胞表现出抗原呈递及细胞活化的缺陷；NK 细胞数量增加，细胞毒性减低。这些老年人固有免疫的改变，导致机体长期处于炎症状态，慢性炎症的持续存在易导致癌症发生。

衰老对获得性免疫系统的影响更大。胸腺退化导致初始 T 细胞减少，T 细胞构成缺陷，效应 T 细胞数量增加，残存的天然 T 细胞功能不足，限制了免疫细胞组成的多样性；一些 B 前体细胞减少导致天然 B 细胞数量减少，B 细胞组成的多样性缩减，抗体生成不足及抗体功能下降；获得性免疫系统的衰老导致新抗原获得性免疫反应减少，使得老人对新发感染的易感性增加，对疫苗免疫效果减弱。衰老所致初始 T 细胞库及抗原加工、呈递过程的损伤，都使机体对癌抗原的识别能力下降，免疫监视能力下降，造成癌症发生率升高。

第二节　流行病学

一、病因、基因特点

（一）病因（环境因素）

1. 化学因素

化学致癌物最多，同时也是人类最先认识的癌症病因。目前，天然和人工合成的化合物有 1000 万种以上，经动物实验证明的化学致癌物有 2000 多种，其中约有一半的致癌物与人类癌症的发生相关。1775 年，英国医生 Pott 发现，如果在孩童时代被雇为烟囱清扫工，长大之后患阴囊癌的概率增加，而如果给童工穿上防护工作服之后发病率显著下降，从而推断出接触烟煤是增加患阴囊癌的致病因素。1954 年，Doll 和 Hill 在英国开展了吸烟与肺癌发病的相关研究，发现吸烟与肺癌发病相关的流行病学证据。

化学致癌物根据其化学结构可以分为以下几种：①烷化剂类化合物，其生物学作用类似 X 线，如有机农药、硫芥、乙酯杀螨醇等，可致肺癌及造血器官肿瘤等；②多环芳烃类化合物，与煤烟垢、煤焦油、沥青等物质经常接触的工人易患皮肤癌与肺癌；③氨基偶氮类，易诱发膀胱癌、肝癌；④亚硝胺类化合物，自然界天然存在较少，但可通过细菌的作用，在体内和体外大量合成，与食管癌、胃癌等消化系统肿瘤的发生有关；⑤真菌毒素和植物毒素，黄曲霉素易污染粮食，可致肝癌、肾癌、胃与结肠的腺癌；⑥其他如重金属（镍、铬、砷）致癌物等。

化学致癌物种类繁多，广泛存在于自然界和人类的日常生活中，因为受到接触的限制性，所以不能说癌症都是由致癌化学物质引起的。在一定的条件下，化学致癌物质长期反复地作用后，达到了一定的积累量，才能够引发量变到质变的飞跃从而诱发癌症。目前来看，化学致癌物导致的癌症发生大多与环境污染和职业暴露有关，环境污染的治理和个体的有效防护对于减低癌症的发生具有重要的意义。

2. 物理因素

人类对于物理因素致癌的认识已有近百年的历史。迄今为止，已知的具有较大意义的物理致癌因素有以下 4 种，即电离辐射、电磁辐射、紫外线辐射和一些矿物纤维。

（1）电离辐射：电离辐射包括宇宙射线、X 线和来自放射性物质的辐射。电离辐射的特点是波长短、频率高、能量高。电离辐射是一切能引起物质电离的辐射的总称，其种类很多，高速带电粒子有 α 粒子、β 粒子、质子，不带电粒子有中子以及 X 线、γ 射线。1895 年伦琴发现 X 线之后，很快被用于医学诊疗中，不久就发现受照者罹患皮肤癌和白血病的概率增加。随后对从事放射学工作者、铀矿山及高氡矿山矿工、核试验下风向和苏联切尔诺贝利核电站事故污染地区居民等人群的流行病学调查显示了电离辐射的致癌作用。对日本长崎和广岛原子弹爆炸幸存者长期的观察发现，他们的急性和慢性粒细胞白血病的发生率较一般人群高 10 倍以上。而且越是在爆炸中心的居民肿瘤发病率和病死率越高。另外也有证据表明，在含放射性物质矿山工作的矿工容易患肺癌，吸入放射污染粉尘可致骨肉瘤和甲状腺肿瘤等。近年来，电离辐射作为一种重要的物理致癌因素，已经引起了广泛的关注。

辐射致癌的机制并不是很清楚，目前普遍认为是高能光子或亚原子微粒被生物大分子吸收引起破坏性后果，辐射导致的持续氧化应激在病变中产生重要作用，而辐射诱发的基因组不稳定，如抑癌基因失活和癌基因活化等也是重要因素。

（2）电磁辐射：电磁辐射就是能量以电磁波形式从辐射源发射到空间的现象。对我们生活环境有影响的电磁辐射分为天然电磁辐射和人为电磁辐射两种。大自然引起的如雷、电、火山、地震以及来自外太空的电磁辐射等属于天然电磁辐射类，而人为电磁辐射污染则主要包括脉冲放电、工频交变磁场、微波、射频电磁辐射等。在人类日常生活中，人为电磁辐射可以说是无处不在，尤其是近年来科学技术的极大进步，电子信息设备、电子产品以及多种多样的家用电器的普及，使得每个人都无法避免电磁辐射的危害，"电磁污染"已成为继大气污染、水污染、固体废弃物污染和噪声污染之后的第五大污染，而且看不见，摸不着，直接作用于人体，是危害严重的"隐形杀手"。电磁辐射的危害：国际上普遍认为电磁辐射对人体的主要作用就是致热效应和非致热效应。①致热效应：人体 70% 以上是水，水分子在电磁波辐射后相互碰撞摩擦，产生热能，引起机体升温，引发各种症状，如心悸、头胀、心动过缓、免疫功能下降等，从而影响到体内器官的正常工作。②非致热效应：人体的器官和组织都存在一个稳定和有序的微弱的电磁场，一旦受到外界电磁场的干扰，处于平衡状态的微弱电磁场将遭到破坏，使血液、淋巴液和细胞原生质发生改变，影响人体的循环、免疫、生殖和代谢功能等，对人体造成严重危害。

电磁波的致病效应随着磁场振动频率的增大而增大，频率超过 100kHz，可对人体造成潜在威胁。在这种环境下工作生活过久，电磁波的干扰，使人体组织内分子原有的电场发生变化，给组成脑细胞的各种生物分子以一定程度的破坏，产生过多的过氧化物等有害代谢物，甚至使脑细胞的 DNA 密码排列错乱，制造出一些非生理性的神经递质。人体如果长期暴露在超过安全标准的辐射剂量下，人体细胞就会被大面积杀伤或杀死。

（3）紫外线辐射：紫外线辐射就是波长范围 10—400nm 的光辐射。日光中的致癌成分主要是波长在 280—320nm 的紫外线，经动物实验和临床观察均证实，长期暴露在日光的紫外线下可以引起外露皮肤的鳞状细胞癌、基底细胞癌和恶性黑色素瘤。皮肤接受紫外线量最大的部位是头部、面部、颈后、手部，鳞状细胞癌几乎全部发生于这些部位。世界卫生组织指出，不只是日光中的紫外线有可能会致癌，其他波段的紫外线在小鼠实验中也可造成不良突变，紫外线具有最高等级的致癌风险。皮肤中的黑色素对紫外线的辐射具有天然的屏障作用，因此，白色人种对紫外线辐射更敏感，皮肤癌的发病率比亚洲人种高约40 倍。

紫外线致癌的机制与 DNA 损伤有关，日光中的紫外线辐射可以引起相邻的两个嘧啶连接，形成嘧啶二聚体，进一步形成环丁烷，从而破坏 DNA 双螺旋中螺旋的骨架，使碱基不能正常复制和分开。正常情况下，这种损害可以被身体内的 DNA 修复系统所修复，不会引起皮肤癌。如果这套 DNA 修复系统缺陷，从而无法有效地清除这类损害，这种 DNA 复制错误长期积累，使得皮肤癌的发病率大大提高。紫外线辐射对人体的伤害与紫外线辐射强度和辐射时间成正比，即辐射剂量越大，对人体的危害越严重。紫外线致癌需要相当长的潜伏期，需要 10—40 年才会引起皮肤细胞恶变。

（4）矿物纤维：石棉是一类天然纤维状的硅质矿物的泛称，是一种被广泛应用于建材防火板的硅酸盐类矿物纤维。也是唯一的天然矿物纤维，它具有良好的抗拉强度、隔热性与防腐蚀性，不易燃烧，故被广泛应用。石棉的种类很多，最常见的三种是温石棉（白石棉）、铁石棉（褐石棉）及青石棉（蓝石棉），其中以温石棉含量最为丰富，用途最广。人类广泛使用石棉开始于 20 世纪初期。石棉本身并无毒害，它的最大危害来自它的纤维，这是一种非常细小，肉眼几乎看不见的纤维，当这些细小的纤维释放以后可长时间浮游于空中，被吸入人体内，被吸入的石棉纤维可多年积聚在人体内，附着并沉积在肺部，造成肺部疾病。暴露于石棉纤维可引致下列疾病：肺癌、胸膜间皮瘤或腹膜癌，与石棉有关的疾病症状，往往会有很长的潜伏期，可能在暴露于石棉 10—40 年才出现（肺癌一般 15—20 年、间皮瘤 20—40 年）。石棉已被国际癌症研究中心明确为一类致癌物，许多国家选择了全面禁止使用这种危险性物质，其他一些国家正在审视石棉的危险。

流行病学的调查证实接触温石棉、青石棉和铁石棉均可引起与剂量有关的肺癌病死率增加。接触石棉与间皮瘤发病的关系首先于青石棉开采工作中得到确认。石棉与肺癌和恶性间皮瘤的病因学关系已经确定，我国政府于 1986 年就将暴露于石棉导致的恶性间皮瘤和肺癌定为职业性肿瘤。总的来说，就石棉致癌机制而言，纤维的物理形态可能比化学成分更为重要，动物实验表明，细长的纤维比短粗的纤维致癌性更强，Sranton 等发现直径小于 $1.5\mu m$、长度大于 $8k\mu m$ 的纤维对大鼠的致癌性最高。正如其他环境致癌物一样，DNA 的损伤可能是石棉致癌的主要原因。体外实验发现，石棉可以诱导体外培养的细胞形成更多的微核、染色体畸变和细胞恶性转化。

3. 生物因素

生物性致癌因素包括病毒、细菌、真菌、寄生虫。

（1）病毒：病毒是重要的生物致癌因素。在人类肿瘤方面，致癌病毒可分为 DNA 肿瘤病毒与 RNA 肿瘤病毒两大类。前者如 EB 病毒，与鼻咽癌、伯基特淋巴瘤相关；单纯疱疹病毒反复感染与宫颈癌有关；乙型肝炎病毒与肝癌有关；人 T 细胞病毒可诱发白血病等。免疫学的研究也证实不少肿瘤患者血清中有抗病毒抗体。说明病毒与肿瘤的发生有着密切的关系。目前至少有 8 种病毒已被证明与人的肿瘤发生相关。病毒是机体内潜伏的致癌因素。在一定条件下，这种潜伏因素被激活，就可能诱发肿瘤。

病毒致癌的特点：①致瘤病毒是具有生命体的微生物，含有核酸遗传物质（DNA 或 RNA），可以复制和遗传产生具有同等感染力的子代病毒。②致瘤病毒对感染的宿主细胞有一定的选择性，可以诱导被感染细胞发生癌变。③致瘤病毒的遗传物质可以整合到宿主基因组中，通过不同的机制引起宿主细胞发生癌变。④有些致瘤病毒基因组中含有特殊的病毒癌基因（V-one）可编码转化蛋白，使细胞发生癌变。⑤病毒感染发生在肿瘤出现之前，并且在肿瘤细胞中含有病毒特异性抗原或病毒颗粒。⑥消灭致瘤病毒之后，肿瘤不形成或者至少使肿瘤发生明显减少。

（2）细菌、真菌：细菌和真菌本身是否具有致癌作用至今尚无定论。幽门螺杆菌是一种革兰阴性菌，主要分布在胃黏膜组织中，67%—80% 的胃溃疡和 95% 的十二指肠溃疡是由幽门螺杆菌引起的。幽门螺杆菌在世界不同种族、不同地区的人群中均有感染，可以说是成年人中最广泛的慢性细菌性感染。总的趋势：幽门螺杆菌的感染率随年龄增加而上升，发展中国家约为 80%，发达国家约为 40%，男性略高于女性。中国的感染年龄早于发达国家 20 年左右，20—40 岁感染率为 45.4%—63.6%，70 岁以上高达 78.9%。另外，我国北方地区的感染率高于南方地区。大量流行病学证据表明，幽门螺杆菌感染与胃癌的发生密切相关，感染者与非感染者相比，发生胃癌的危险性明显增高。因此，1994 年 WHO 将其确定为人类 I 类致癌物。幽门螺杆菌感染诱发的胃部炎症反应和胃溃疡在胃癌的发生过程中起重要作用，该发现于 2005 年获得了诺贝尔生理医学奖。医学家们认为，彻底消灭幽门螺杆菌并非难事，国际上普遍采用的三联疗法，90% 的细菌感染者经过 1—2 周治疗后，体内的幽门螺杆菌往往能被消灭殆尽。

虽然，人们发现幽门螺杆菌感染与胃癌的发生密切相关，但是与致癌病毒不同，细菌不会将致癌基因转入宿主细胞内。幽门螺杆菌不仅仅只会感染胃黏膜表面的细胞，而且还会侵入到胃黏膜深部，到达胃底腺中的干细胞区域，这些干细胞持续地"自底向上"地替换剩余的细胞，而且它们是胃部中仅有的长寿细胞。已有研究表明，在正常干细胞增殖过程中，DNA 复制过程中产生的随机突变是一种强烈的致癌因素，超过遗传以及环境因素等。因此，幽门螺杆菌很有可能是通过促进胃黏膜干细胞的过度增殖，引起大量 DNA 损伤，最终诱导胃癌的发生。在炎症过程中伴随着内源性 NO^-、O^-、OH^- 等游离基的产生，可诱发 DNA 的损伤和细胞恶性转化；炎症过程中的细胞变性死亡可刺激细胞增殖，此外，感染还能改变机体内局部环境，从而影响致癌物的内源性合成、活化等代谢过程，起到辅助致癌的作用。

一些粮食、食物和蔬菜中可含有真菌如黄曲霉菌、镰刀菌、交链孢霉属和杂色曲霉菌等，其中黄曲霉菌产生的黄曲霉毒素有较强的致癌作用，可能诱发肝癌和胃癌。粮食、豆类、坚果、蔬菜等食物一旦发现霉变，就不能再吃。

（3）寄生虫：寄生虫感染与肿瘤发病的关系早在 1900 年就被发现，人们观察到埃及膀胱癌的发生与当地血吸虫病的流行并存，现已有证据表明埃及血吸虫感染与膀胱癌高发有关。此外，在非洲大陆，疟疾的流行疫区伴随伯基特淋巴瘤的高发，现在认为很可能是疟原虫感染过程中伴有 EB 病毒感染所致。

（二）基因特点（内在因素）

1. 基因组不稳定性与肿瘤

基因组的遗传稳定性是维持细胞正常增殖和分化的关键，也是维持生物有机体正常生理活动的前提和保障。使细胞获得高于正常情况下获得的任何一种突变均称为基因组不稳定性。基因组不稳定可以启动癌基因激活和抑癌基因失活，扰动肿瘤细胞凋亡、增殖、细胞周期和端粒失调，使肿瘤获得持续生长信号。如果控制基因组稳定的基因早期发生突变，基因组不稳定导致细胞内遗传物质改变不断积累，这样随机突变的细胞能够克隆增殖并累积突变，最终可能形成肿瘤。基因组不稳定性可发生在肿瘤发生、发展的各个阶段，主要有表现三种形式：染色体不稳定、微卫星不稳定及 CpG 岛甲基化，这三条途径并非相互排斥可随机组合，目前，肿瘤组织基因组不稳定性可为肿瘤的临床诊断和预后预测的生物学标记指标。

2. DNA 错配修复系统与肿瘤

DNA 损伤是生物进化过程中的一种普遍现象，遗传信息得以稳定相传有赖于生物进化过程中形成的 DNA 错配修复（mismatch repair，MMR）系统，该系统具有维持基因组稳定的功能。DNA 修复的缺陷对肿瘤的形成具有重要意义。

微卫星序列是 DNA 复制过程中最容易发生错配的序列，需要错配修复基因进行修复。如果 MMR 发生突变，将形成肿瘤，这一模式称为微卫星不稳定性。错配修复是 DNA 复制后的一种修复机制，主要通过修复 DNA 复制期间碱基错配清除损伤，恢复正常的核苷酸顺序。MMR 具有识别和修复 DNA 碱基错配、增强 DNA 复制忠实性、维持基因组稳定性及降低自发性突变的功能。

3. 端粒与端粒酶异常与肿瘤

端粒是真核生物线性染色体末端帽子样的特殊结构，其功能是维持染色体稳定和完整，保护染色体不被降解。端粒酶是细胞中的一种可以合成端粒序列的反转录酶，发挥维持端粒长度的作用。在正常细胞中，端粒会随着衰老进程而进行性缩短。在正常人体细胞中，端粒酶的活性受到严格的调控，只有在造血细胞、干细胞和生殖细胞等需要不断分裂克隆的细胞中，才可以检测到端粒酶的活性。在癌症发生过程中，端粒酶被激活使端粒长度得以延长，并导致细胞逃脱正常复制性衰老和凋亡进程，最终形成永生化的癌细胞，而端粒酶的活化是细胞永生化或恶性化的必要条件。因此，端粒长度在肿瘤发生发展过程中发挥非常重要的作用。

对于端粒和端粒酶的研究已经成为肿瘤及生命科学领域的重要研究方向，在过去的研究中，人们已经检测了几百个肿瘤组织标本及一些正常对照组织，在几乎 80%—90% 或以上的人原发肿瘤和肿瘤细胞系中可以检测出端粒酶活性，如大肠癌（93%）、肺癌（80%）、肝癌（85%）、胃癌（85%）、乳腺癌（93%）等，而在正常组织（不包括各种干细胞、生殖细胞）中或良性肿瘤中多不表达或低表达。端粒酶是目前最具有普遍性和特异性的肿瘤标志物，在肿瘤的发生发展中起到重要的作用。端粒酶的活化程度与肿瘤的分化程度有很好的相关性。研究发现，分化差的恶性肿瘤中端粒酶的活性明显高于其他分化较好的肿瘤，对脑肿瘤细胞分析测定发现，酶活性高的星形胶质细胞瘤的恶性程度明显高于测不到酶活性的星形胶质细胞瘤。

4. 内分泌因素

与肿瘤发生有关的激素，较明确的有雌激素和催乳素与乳腺癌有关，雌激素与子宫内膜癌有关等。

5. 免疫因素

先天或后天免疫缺陷者易发生恶性肿瘤，如丙种球蛋白缺乏症患者易患白血病和淋巴造血系统肿瘤，获得性免疫缺陷病（艾滋病）患者易患恶性肿瘤，肾移植后长期使用免疫抑制剂者肿瘤发生率较高。

二、我国老年恶性肿瘤流行概况

目前，中国已经成为世界上老年人口最多的国家，据国家统计局数据，截至2018年1月，我国60周岁及以上的人口达24 090万人，占总人口的17.3%，标志着中国已经步入老龄化社会。老龄化是恶性肿瘤高发的最主要原因之一，我国老年恶性肿瘤负担十分严重。《中国死因监测数据集2015》数据显示，无论是城市还是农村，恶性肿瘤列居60岁及以上老年人群死因的第一位。

（一）我国癌症发病流行现状

我国居民的癌症发病率总体呈现上升趋势。根据国际癌症研究机构（IARC）预测，到2040年，中国70岁及以上老年人恶性肿瘤每年新发癌症病例数约为332.0万，男、女性癌症发病人数分别为198.0万和134.0万。在我国，肺癌和消化道癌发病率和病死率居于我国老年恶性肿瘤的前列，是危害居民生命健康的主要恶性肿瘤，老年恶性肿瘤疾病负担男性高于女性，城市高于农村。

1. 癌症总体发病率

世界卫生组织/国际癌症研究机构的统计报告（GLOBOCAN 2018）显示：2018年中国60岁及以上恶性肿瘤新发病例为2 545 427人，发病率为1072.6/10万，世标发病率为1045.9/10万，占世界60岁及以上恶性肿瘤发病总例数的24.26%；其中，中国60岁及以上男性新发病例数为51 537 967例，发病率为1324.4/10万，世标发病率为1303.6/10万，占世界60岁及以上男性恶性肿瘤新发病例数的25.78%；中国60岁及以上女性恶性肿瘤新发病例数为1 007 460例，发病率为831.2/10万，世标率为805.3/10万，占世界60岁及以上女性恶性肿瘤新发病总例数的 22.26%。

2. 年龄别发病率

总体而言，恶性肿瘤的发病率随年龄的增长而增加，年龄别发病率在 30 岁以前低于 60/10 万，30 岁以后开始快速升高，60 岁年龄组发病率约达 726.67/10 万，80 岁年龄组达到高峰，发病率达 1494.42/10 万，发病人数在 60 岁年龄组达到高峰。我国老年人群中，肺癌发病率显著上升，80 岁年龄组达到发病高峰；结直肠癌、食管癌、胃癌和肝癌的发病率随年龄增长稳步上升，乳腺癌发病率随年龄增长持续下降。

3. 城乡地区发病率

城市地区老年人群中，肺癌位居男女恶性肿瘤发病人数首位，年发病人数约 28.72 万，标化率为 236.95/10 万。城市地区老年人群恶性肿瘤发病顺位前 5 位依次为肺癌、结直肠癌、胃癌、肝癌和食管癌，城市地区老年人群恶性肺癌发病人数占全国老年人群肺癌发病人数的 54.11%，结直肠癌发病人数占全国老年结直肠癌发病人数的 65.68%，乳腺癌发病人数占全国老年人群乳腺癌发病人数的 68.21%。农村地区老年人群中，肺癌依旧位居男女性恶性肿瘤发病人数首位，年发病人数约为 24.37 万，标化发病率为 241.16/10 万。农村地区老年人群恶性肿瘤发病顺位前 5 位依次为肺癌、胃癌、食管癌、肝癌和结直肠癌，农村地区胃癌、食管癌和肝癌发病人数约占全国老年人同癌种恶性肿瘤新发病例的 56.61%。

城乡老年人群年龄别发病率变化趋势相似，发病率随年龄的增长而增长，其中老年男性人群发病率增长的速度高于女性，城市地区高于农村地区。

（二）我国老年人群恶性肿瘤死亡流行现状

根据全国三次全死因回顾调查的结果，癌症死亡在死因中所占的比例较大，其中 70 岁及以上老年人群恶性肿瘤病死率明显上升，70 岁年龄组三次死因调查的病死率分别为 616.71/10 万、898.80/10 万和 942.73/10 万，80 岁年龄组病死率分别为 614.20/10 万、928.90/10 万和 1387.59/10 万。据 IARC 预测，2018 年，中国 70 岁及以上恶性肿瘤死亡例数约 124 万人，其中男、女性癌症死亡例数分别为 75 万和 49 万。预计到 2040 年，中国每年死于癌症的病例数将达到 319 万人，男、女性癌症死亡例数分别为 192 万和 127 万。

1. 我国老年恶性肿瘤总体病死率

2019 年中国肿瘤监测报告表明，随着年龄的增长，我国恶性肿瘤的发病和死亡水平呈上升趋势，于 60 岁年龄组之后均大幅度上升，至 80 岁及 85 岁年龄组分别达到高峰值，且 60 岁以上老年人因恶性肿瘤死亡病例占全人群因肿瘤死亡病例的 70% 以上。

国家癌症中心杂志于 2022 年发布的癌症数据报告显示，2016 年我国新发癌症病例约有 406.4 万例，死亡病例约有 241.35 万例，换算一下每小时有 276 人因癌症而死亡，一天有 6600 多人死于癌症。

《2016 年中国癌症发病率和病死率》报告指出，癌症在年龄 >60 岁的老年人身上最为多见，这个年龄段的老年人癌症病死率也最高。具体来看，癌症发病的高峰期和较高的病死率均在 60~79 岁，且癌症发病率和病死率均随着年龄的增长而增加。

2. 年龄别病死率

中国恶性肿瘤年龄别病死率随年龄增长而升高，年龄别病死率在 40 岁以前处于较低水平，40 岁以后快速升高，60 岁年龄组病死率约达 397.37/10 万，85 岁年龄组达到高峰，病死率约为 1426.37/10 万。病死人数在 60 岁达到高峰，老年男性死亡人数和病死率均高于女性，且病死率的差异随年龄增加逐渐增大。

我国老年人群常见恶性肿瘤中，肺癌病死率显著上升，80 岁年龄组达到发病高峰，病死率约达 383.69/10 万；胃癌、肝癌和食管癌的病死率随年龄增长稳步上升，80 岁年龄组达到死亡高峰，病死率分别约为 194.24/10 万、141.46/10 万和 126.20/10 万；老年结直肠癌病死率在 70 岁以后明显上升，85 岁年龄组达到高峰，病死率约为 163.28/10 万；乳腺癌病死率上升速度较为缓慢，85 岁年龄组达到高峰，病死率约为 52.83/10 万。

3. 城乡地区病死率

城市地区老年人群中，肺癌位居男女性恶性肿瘤死亡顺位的首位，年死亡人数约 25.35 万，标化率为 201.05/10 万。按病死率排序，城市地区老年人群恶性肿瘤前 5 位依次为肺癌、胃癌、肝癌、结直肠癌和食管癌，城市地区老年人群恶性肺癌发病人数占全国老年人群肺癌发病人数的 55.07%，结直肠癌死亡人数占全国老年结直肠癌死亡人数的 64.72%，乳腺癌死亡人数占全国老年人群乳腺癌死亡人数的 65.70%。农村地区老年人群中，肺癌依旧位居男女性恶性肿瘤发病人数首位，年发病人数约为 20.68 万，标化发病率为 200.98/10 万。农村地区老年人群恶性肿瘤死亡顺位前 5 位依次为肺癌、胃癌、肝癌、食管癌和结直肠癌，农村地区胃癌、食管癌和肝癌发病人数约占全国老年人同癌种恶性肿瘤死亡病例的 57.07%。

城乡老年人群年龄别病死率变化趋势相似，病死率随年龄的增长而增长，其中老年男性人群病死率增长的速度高于女性，城市地区高于农村地区。

第三节 老年肺癌病理及细胞学特点

肺癌是我国发病率和病死率第一的瘤种，随着年龄的增长，发生肺癌的累积风险逐年上升。根据美国国家癌症监测、流行病学及预后计划（Surveillance, Epidemiology, and End Results, SEER）的数据，肺癌更常发生于 60—70 岁的人群，40 岁以下的新发肺癌患者较少。在 ≥ 65 岁的肺癌患者中，男性患者更加常见，虽然相比 <65 岁的患者肿瘤病理分期较早，但是 5 年生存率较低。中国的数据与美国相似。肺常见上皮源性肿瘤如腺癌、鳞状细胞癌，随着年龄增长而发生率逐渐上升。但是一些少见的肿瘤，如涎腺源性肿瘤、淋巴瘤和某些软组织肿瘤有特定的好发年龄。根据较早的数据，鳞状细胞癌是最常见的病理类型。近年来的数据表明，腺癌已经超过鳞状细胞癌成为最常见的病理类型。腺癌、鳞状细胞癌、小细胞癌和大细胞癌在不同年龄组的组成是相似的。组织学是肺癌分类的基础，老年人和年轻人的肺癌在组织形态和分类上没有差别。过去十年间随着肿瘤学、分子生物学和影像学等领域的进步，对肺癌的认识

也发生了重大变化。2022 年第五版世界卫生组织（World Health Organization，WHO）肺、胸膜、胸腺和心脏肿瘤分类对腺癌、鳞状细胞癌、大细胞癌和某些类型的神经内分泌肿瘤做了大量的调整。

一、鳞状细胞癌

鳞状细胞癌是一种恶性上皮性肿瘤，或组织形态上可见角化和（或）细胞间桥，或组织形态呈未分化非小细胞癌但表达鳞状细胞分化的免疫标记。鳞状细胞癌中央型居多，常发生于主支气管和叶支气管。中央常见坏死，形成空洞，阻塞支气管壁导致分泌物潴留、阻塞性肺炎、支气管扩张等。旧版分类中鳞状细胞癌主要包括乳头状、透明细胞、小细胞和基底样亚型。但是，这个分型并没有太多意义，回顾研究发现，"鳞状细胞癌小细胞亚型"这一术语可能不是一个很好的表述，因为其应用于临床时可能与小细胞癌相混淆，所以在2022 年第五版 WHO 分类中，已将这个亚型删除；与腺癌中的情况相似，透明细胞癌目前被认为是一种细胞学特征，在角化型或非角化型鳞状细胞癌中均发生，所以也被删除。另外，随着对原分类中大细胞癌亚型中的基底样癌实际上可表达鳞状分化免疫标记物的认识，基底样癌从大细胞癌分类中分离出来，变成了鳞状细胞癌的基底样亚型。基于以上原因，鳞状细胞癌分类被修改为角化型、非角化型和基底样型三个类型。

（一）浸润前病变

鳞状上皮异型增生是鳞状细胞癌的浸润前病变。常发生于段支气管分叉处，向近端扩增到叶支气管，向远端扩增到亚段支气管，单灶或多灶分布。鳞状上皮异型增生和原位癌在组织学上是一个连续的谱系。异型细胞由基底层至表层逐渐取代正常的支气管上皮（纤毛上皮和杯状细胞），按照病变程度可分为轻、中、重度异型增生，直至为原位癌。由正常的支气管上皮、增生、鳞状上皮化生、异型增生至原位癌，是一系列分子生物学事件驱动的结果。主要包括 3p 和 9p 的杂合性缺失、3q 扩增、DNA 端粒酶激活、8p 和 5q 的杂合性缺失等一系列改变。

（二）鳞状细胞癌

肺鳞状细胞癌包含有角化型、非角化型和基底样型三种亚型。角化型鳞状细胞癌的特征包括细胞角化、角化珠形成和细胞间桥。这些特点在不同分化程度的肿瘤中表现也有所不同，分化好的肿瘤比较明显，在分化差的肿瘤仅局灶可见。非角化型鳞状细胞癌需要用免疫组化与大细胞癌鉴别。区分角化型和非角化型鳞状细胞癌似乎并没有预后意义。有些研究提示基底样型鳞状细胞癌预后差，但是结论尚存争议。基底样型鳞状细胞癌细胞分化差，巢团状排列，癌巢周边的呈栅栏状排列，细胞染色质细腻，缺少明确鳞状分化特征，但是表达鳞状细胞癌的标记，核分裂多见（15—50 个 /2mm^2）。大约 1/3 的病例可见菊形团结构。需要与小细胞癌鉴别。支持鳞状细胞癌的标记有 CK5/6、P40、P63 阳性，TTF–1 阴性。基底样型鳞状细胞癌偶尔局灶表达神经内分泌标记。

（三）鳞状细胞癌分级

依靠肿瘤的分化程度对鳞状细胞癌分级，并不能对预测患者预后提供可靠的信息。有学者通过肿瘤出芽和细胞巢大小对鳞状细胞癌进行分级，该方法的有效性还需要更多的数据进行验证。

（四）鳞状细胞癌的基因突变

鳞状细胞癌的突变频率很高，是其他常见肿瘤的 3—10 倍。鳞状细胞癌主要的遗传学改变是拷贝数变异，包括 3q（SOX2、TP63）、7p（EGFR）、8p（FGFR1）扩增，9p（CDKN2A）的缺失。常见的基因突变包括 TP53、CDKN2A、PTEN、PIK3CA、KEAP1、MLL2、HLA–A、NFE2L2、NOTCHI 和 RB1。然而，EGFR 和 K–ras 突变率均 <5%。

二、腺癌

浸润性腺癌是一种恶性上皮源性肿瘤，其形态上具有腺样分化，功能上能产生黏液，或免疫表型上具有肺泡上皮细胞标记表达。2021 年第五版 WHO 分类中，浸润性腺癌按照组织学结构可分为贴壁型、乳头型、腺泡型、实体型和微乳头型。肺腺癌可向不同方向分化，因此其组织学结构复杂、多样，经常多种成分混合存在。目前分类更加强调通过细化对肺腺癌各种组织亚型及定量评估，以便于准确反映不同组织学类型的预后意义。许多形态特征已被证明对肺腺癌有重要的预后意义，特别是附壁型、实体型和微乳头型作为影响肺腺癌预后的重要形态特征。而且对附壁样生长方式这种形态特征进行了更加细化的分类，引入了原位腺癌（adenocarcinoma in situ，AIS）、微小浸润性腺癌（minimally invasive adenocarcinoma，MIA）的概念，以及浸润性腺癌中附壁型为主腺癌亚型。另外分类中还包括4种变异型腺癌：浸润性黏液腺癌、胎儿型腺癌、胶样腺癌和肠型腺癌。

（一）浸润前病变

（1）非典型腺瘤样增生（atypical adenomatous hyperplasia，AAH）是肺内小的（最大直径通常 <5mm）、局限性的 II 型肺泡上皮细胞和（或）Clara 细胞不典型增生病变，属于肺腺癌浸润前病变。AAH 一般位于肺的周边部，常常紧邻胸膜。AAH 在影像学检查中不易被发现，常常于手术切除的肺癌标本中偶然发现，在外科手术肺切除的标本中，AAH 的发现率女性可多达 19%，男性可多达 9.3%。AAH 必须与肺部炎症和纤维化引起的肺泡上皮反应性增生鉴别。炎症和纤维化引起的肺泡上皮反应性增生，肺泡间隔往往增宽，病变范围较广泛。另外，AAH 也需要与非黏液性 AIS 鉴别，AIS 的范围较大，通常 >5mm，肿瘤细胞排列更加拥挤、密集，细胞异型性更加显著。AAH 中的肿瘤细胞表达 TTF-1，K-ras 和 EGFR 的突变率可达 33% 和 35%。

（2）原位腺癌（adenocarcinoma in situ，AIS）是肿瘤细胞完全延续原有肺泡结构生长，无间质、血管或胸膜浸润，直径 ≤ 3cm 的局限性病灶。没有诸如腺泡状、乳头状、实性或微乳头状等的浸润性结构，也没有肺泡腔内肿瘤细胞存在。病变中央常见纤维化区，肺泡间隔可增宽，伴纤维化及弹力纤维增生。AIS 绝大多数为非黏液性，黏液性 AIS 极少见。非黏液性 AIS 的典型表现为 Clara 细胞和（或）II 型肺泡上皮细胞分化。Clara 细胞呈柱状，胞浆凸出，淡嗜酸性。II 型肺泡上皮呈立方或半球形，胞浆有空泡，或透明或泡沫状，可见核内嗜酸性包涵体。Clara 细胞或 II 型肺泡细胞分化似乎无临床意义。黏液性 AIS，肿瘤细胞高柱状，异型性小，胞浆淡染，胞核位于基底部，有时类似于杯状细胞，含有不同量的胞浆内和胞浆外黏液，可见瘤细胞围绕肺泡腔形成的黏液池。AIS 与 AAH 一同被归入浸润前病变。一般文献报道 AIS 的范围为 2—3cm，因没有证据表明，大于 3cm 的 AIS 的五年无病生存率依然为 100%，因此对于病变范围大于 3cm 的 AIS 建议诊断为附壁为主型腺癌。AIS 的肿瘤细胞表达 TTF-1 和 Napsin-A，其 EGFR 和 K-ras 的突变率为 40%—86% 和 0%—4%。

（二）微小浸润性腺癌

微小浸润性腺癌（minimally invasive adenocarcinoma，MIA）是一个孤立的小腺癌（≤ 3.0cm），绝大部分呈附壁型结构，浸润性成分所占范围 ≤ 0.5cm，没有纤维间质、脉管、神经及肺膜浸润，没有气道扩散，没有肿瘤性坏死。MIA 和 AIS 一样，完全切除后预后非常好，5 年无病生存率及无复发生存率 100%。MIA 大多数也为非黏液性，肿瘤细胞向 Clara 细胞和（或）Ⅱ型肺泡上皮分化，少数病例为黏液型，极少数情况下为混合型。值得注意的是，目前 WHO 分类定义非黏液性 MIA 的生物学行为是"原位癌"，黏液性 MIA 的生物学行为是"恶性肿瘤"，说明黏液性 MIA 的侵袭性更强。诊断黏液性 MIA 需要更加谨慎，因为许多的黏液性 MIA 实际上就是浸润性黏液腺癌。

非黏液性 MIA 表达肺泡上皮细胞标记，如 TTF-1 和 Napsin-A。黏液性 MIA 的免疫表型与浸润性黏液腺癌相似，肺泡上皮细胞的标记常常是阴性，表达 CK20 和 HNF4A。

（三）浸润性腺癌

分为附壁型、腺泡型、乳头型、微乳头型、实体型五个亚型。

（1）附壁型腺癌是肿瘤细胞沿原有肺泡结构附壁生长，存在 >5mm 浸润性病灶的浸润性腺癌。浸润性病灶是指：①腺泡型、乳头型、实体型和微乳头型成分；②肿瘤周围间质可见肌纤维母细胞反应；③存在血管、淋巴管胸膜侵犯；④有肿瘤细胞气道内播散。应特别注意的是，附壁型腺癌的诊断仅用于非黏液性腺癌。

（2）腺泡型腺癌是肿瘤生长方式以腺样结构为主，肿瘤细胞环绕排列，中央可见圆形或卵圆形腔隙，腔内和肿瘤细胞浆内可见黏液分布。目前将筛状结构归为腺泡型腺癌，但此类型腺癌预后明显较差。

（3）乳头型腺癌是腺样分化的肿瘤细胞围绕纤维血管轴心的间质生长，间质和肿瘤细胞反复分支呈乳头状，间质是否有肌纤维母细胞反应不作为诊断标准。附壁型腺癌由于切面因素造成假性乳头不包括在这一型中，但是，有时附壁型腺癌和乳头型腺癌鉴别较困难。如果腺泡状腔隙内充满了乳头或微乳头则应分为乳头型或微乳头型腺癌。

（4）微乳头型腺癌是肿瘤排列呈无纤维血管轴心的微小乳头状结构，肿瘤细胞通常较小、立方状，有时也呈印戒样，常有血管、淋巴管和间质侵犯，并可见砂粒体形成。

（5）实体型腺癌是由成片的多角形肿瘤细胞组成，没有腺泡、腺管和乳头结构。实体型腺癌需要与非角化型鳞状细胞癌和大细胞癌鉴别，实体型腺癌表达肺泡上皮细胞标记，虽然少数鳞状细胞癌胞浆内可见黏液，但实体型腺癌组织化学黏液染色每两个高倍视野至少有 5 个瘤细胞有黏液存在。

（四）浸润性腺癌的免疫标记和基因突变

浸润性腺癌大部分表达肺泡上皮的标记，如 TTF-1 和 Napsin-A。大约 75% 的浸润性腺癌 TTF-1 阳性，且与组织学类型和肿瘤位置密切相关。大部分附壁型和乳头型 TTF-1 阳性，而实体型 TTF-1 阳性率明显较低。Napsin-A 与 TTF-1 的敏感性相当，可替代 TTF-1 使用。P40 在鳞状细胞癌弥漫强阳性表达，是比 P63 更特异的鳞状细胞癌标记。特别值得注意的是 TTF-1 可以表达于其他肿瘤，如小细胞癌、大细胞神经内分泌癌、类癌和甲状腺癌，某些中枢神经系统肿瘤和肝细胞癌也可表达 TTF-1，不同于其他肿瘤，TTF-1 在肝细胞癌是胞浆表达。Napsin-A 也可表达于肾细胞癌和卵巢透明细胞癌。肺内呼吸道可分为导气部和换气部，腺癌可向这两部分分别分化，因此浸润性腺癌亚型与肿瘤基因突变也存在一定的联系。EGFR 突变常见于附壁型、乳头型和微乳头型腺癌；K-ras 突变常见于实体型腺癌伴细胞外黏液；ALK 异位常见于筛状结构，或肿瘤细胞呈印戒细胞样；STK11 和 TP53 突变更常见于实体型。另外，在中国年轻肺腺癌患者中，ALK、ROS1 和 HER2 的突变率高，老年患者中 K-ras、STK11 和 EGFR 的 20 号外显子突变更常见。特别是年轻人群中的 EGFR 和 TP53 共突变率较高，因此对 EGFR-TKI 药物反应差。关于 EGFR 突变率和年龄的关系还存在争论。美国学者研究表明，年轻人的肺癌更加容易出现 EGFR 突变，但是，日本和韩国的研究表明，EGFR 突变率随着年龄的增加而上升。

（五）变异型腺癌

（1）浸润性黏液腺癌。这是新增加的亚型，取代旧版 WHO 分类中不符 AIS 和 MIA 诊断标准的那部分黏液型细支气管肺泡癌。肿瘤细胞是由柱状细胞和细胞质内含有大量黏液的杯状细胞组成，癌细胞核位于基底部，几乎无核不典型性或有轻微核不典型性，可见癌细胞沿肺泡生长或跳跃性生长，肺泡腔内常充满黏液。因此有时浸润性黏液腺癌可在肺内呈多中心生长，或者在肺内弥漫生长呈肺炎样改变。癌细胞表达 CK7、CK20、HNF4A，较少表达 TTF-1 和 Napsin-A。如果肿瘤中混合有非黏液性腺癌成分，且比例 ≥ 10% 时，则诊断为混合性黏液性和非黏液性腺癌。浸润性黏液腺癌中 K-ras 的突变率可高达 90%。NRG1 融合基因在浸润性黏液腺癌的突变率也较高，其与 K-ras 突变是互斥的，主要是发生于没有 K-ras 突变的病例中。

（2）胶样腺癌。组织学特征是肿瘤组织内见大量细胞外黏液并形成黏液池；肿瘤细胞由杯状细胞和柱状细胞组成，细胞常无明显异型性，可附壁样生长，也可漂浮在黏液池中。大量黏液成分取代原有肺泡壁结构。诊断胶样腺癌前必须除外消化道、胰腺、卵巢和乳腺等来源的转移癌。肿瘤细胞表达 CK20、MUC2 和 CDX2，可弱表达或局部表达 TTF-1、CK7 和 Napsin-A。

（3）胎儿型腺癌。具有胎儿肺的组织学特点。此型是由富含糖原的无纤毛细胞形成的小管组成，类似于胎儿肺小管，可有核上及核下糖原空泡，使之有类似于子宫内膜的组织形态。肿瘤腺体周围间质疏松、黏液样，可见桑葚样结构。分为低级别和高级别两种亚型。高级别亚型常常混合有其他类型的腺癌成分。低级别胎儿型腺癌表达 TTF-1、ERβ 和 β-catenin（核阳性），部分可表达神经内分泌标记 CgA 和 Syn。高级别胎儿型腺癌常表达 α–fetoprotein、glypican3 和 SALLA。

（4）肠型腺癌。具有结直肠腺癌的组织学特点和免疫表型，且这样的成分必须占到全部肿瘤 50% 以上。肿瘤呈腺样、筛状和管状乳头状结构，肿瘤细胞呈柱状、假复层排列，可见地图样坏死和点状坏死。肿瘤表达结直肠腺癌的标记 CDX2、CK20、MUC2，约 50% 表达 CK7 和 TTF–1，其中 TTF–1 强阳性是肺原发癌的诊断依据。部分肠型腺癌仅组织形态学上有肠癌特征，而无肠癌的免疫表型。另外，结直肠癌病史也是鉴别诊断肺肠型腺癌与结直肠癌肺转移的重要依据，即有消化道癌病史时应首先考虑结直肠癌肺转移。

（六）浸润性腺癌分级

多数研究显示，附壁样结构为主型肿瘤预后最好，微乳头及实性结构为主型肿瘤预后不佳，腺泡状及乳头结构为主型腺癌预后介于其间。因此推荐附壁型（非黏液性）为低级别，乳头型和腺泡型为中级别，实体型和微乳头型为高级别。特别需要注意的是，筛状结构虽然包含在腺泡型内，但是其侵袭性强，生物学行为更加接近实体型。对于变异型腺癌的分级研究数据较少，但是少量研究数据表明其生物学行为可能位于中级别和高级别之间。

三、神经内分泌癌

肺神经内分泌肿瘤的起源及发展颇具争议，但是大部分学者认为部分肿瘤起源于 Kulchitzky 细胞（或者肠嗜铬细胞，正常情况下位于支气管黏膜），部分肿瘤可能起源于干细胞。Kulchitzky 细胞由单个细胞或 4—10 个细胞簇组成，属于弥漫神经内分泌系统的一部分。根据 2021 年第五版 WHO 分类，肺的神经内分泌肿瘤具有特定的形态学、免疫组化及分子生物学改变特点，分为以下四种类别：典型类癌（typical carcinoid，TC）、不典型类癌（atypical carcinoid，AC）、大细胞神经内分泌癌（large cell neuroendocrine carcinoma，LCNEC）、小细胞癌（small cell lung carcinoma，SCLC）。依据其侵袭性生物学行为，这些神经内分泌肿瘤进一步分为低级别典型类癌（TC）和中间级别不典型类癌

（AC）、高级别 LCNEC 和 SCLC，高级别神经内分泌癌可能起源于干细胞。

（一）浸润前病变

浸润前病变可以发生在任何年龄段，由多种增生的神经内分泌细胞组成。肺的神经内分泌细胞增生主要发生在伴有慢性肺间质病变的患者，如支气管扩张、肺纤维化及小气道疾病。

（1）微小瘤定义为：由富含中等胞浆、体积一致的圆形、卵圆形或梭形细胞构成的支气管旁结节聚集体，呈栅栏状排列，并见肿瘤细胞内点状染色体聚集。一般情况下，肺部微小瘤（主要发生在女性）常常在组织学检查时偶然发现，这些病变发生在伴有多种肺部疾病的患者，包括炎症性病变、纤维化、结核、支气管扩张以及瘢痕旁；局部增殖高达 75% 的微小瘤，可能导致邻近的细支气管闭塞。微小瘤周围常常伴有透明的、纤维化间质。形态学上，微小瘤与典型的类癌相同，但体积较小（<0.5cm）。微小瘤应该与微小脑膜瘤样结节（无临床意义，细胞学检查相似）进行区分，但后者不表达神经内分泌标记和细胞角蛋白等标记物。

（2）弥漫性特发性神经内分泌细胞增生（diffuse idiopathic pulmonary neuroendocrine cell hyperplasia，DIPNECH）增生也和气道阻塞相关，但是更为少见。这种增生以多个或单个神经内分泌细胞的弥漫性增殖为特征，表现为小结节（神经内分泌体）或细支气管上皮细胞的线性增殖。这种前期病变通常在多发微小瘤且共存于肺内的情况下诊断。CT 扫描常显示肺内多发结节，因此可误诊为原发部位不明的转移灶。鉴别诊断包括微小瘤。DIPNECH 因其可能发展成类癌，被认为是类癌癌前病变。

（二）类癌包括典型/不典型类癌

类癌是一种恶性上皮性神经内分泌肿瘤，分为两种类型：典型类癌 <2 个核分裂象 /2mm^2，并且缺乏坏死，大小 ≥ 5mm；不典型类癌 2—10 个核分裂象 /2mm^2，可有灶状坏死。中心性类癌为圆形或卵圆形，界清，无柄或有蒂，常填充支气管腔。这些肿瘤可以沿着支气管软骨向邻近组织生长。不典型类癌通常比典型类癌体积大，然而，体积大小并不是决定组织学类型的因素。中心型肿瘤可

以引起阻塞后肺炎、脓肿和支气管扩张。

（1）典型类癌。常见器官样、小梁状及缎带样结构，也可出现玫瑰花样、乳头状、假腺样和滤泡样结构。单个肿瘤中可以出现混合性生长方式。肿瘤细胞呈多角形，染色质细腻，核仁不明显，嗜酸性胞浆丰富，外观上具有一致性。梭形细胞形态也很常见，特别在外周性肿瘤中。嗜酸性细胞、透明细胞以及富于色素的细胞也有报道。核分裂象 <2 个 /2mm^2，缺乏坏死。免疫组化推荐 CD56、CgA、Syn，大部分病例 TTF-1 阴性。

（2）不典型类癌。通常不典型类癌组织学特征和典型类癌相似。常排列成巢，或呈条索状、小梁状，具有器官样结构，菊形团常见。核分裂象 2—10 个 /2mm^2，缺乏 / 伴有坏死。坏死通常为灶状或点状坏死。由于这些特征为局灶性改变，故对于完整切除的手术标本来说，广泛的取材及仔细镜检才能得出准确诊断。免疫组化推荐 CD56、CgA、Syn，大部分病例 TTF-1 阴性。

鉴别诊断主要包括：在挤压明显的小活检标本中，可能被误诊为 SCLC，此时可以加做 Ki-67，小细胞癌 Ki-67>50%，类癌 Ki-67 通常 <10%—20%；但应用 Ki-67 区分典型类癌和不典型类癌尚有争议（cut-off 值 2.5%—5.8%）。约 20% 病例基因谱系中 TP53 和 RB1 基因突变及 RB1 蛋白表达丢失。

（三）小细胞癌

（1）小细胞癌是一种恶性上皮性肿瘤，由胞浆稀少的小细胞构成。大体上，SCLC 是一种肺门旁肿块，常在支气管壁内浸润性生长，造成继发性管腔压迫和阻塞，以及淋巴结受累。结构特点如巢状、小梁状、栅栏状和玫瑰花样结构相对少见。肿瘤细胞通常小于 3 个静止淋巴细胞直径，呈圆形、卵圆形或梭形，边界不清，染色质细而弥散呈粉尘状，核仁不明显。坏死广泛，核分裂象很高（至少 10 个 /2mm^2，通常 >60 个 /2mm^2）。Ki-67>50%，通常 ≥ 80%。免疫组化 CK 为点状阳性，表达 CD56、CgA、Syn。TTF-1 在 90%—95% 的病例中阳性。鉴别诊断包括：类癌、LCNEC、Ewing/PNET、促纤维组织增生性小圆细胞肿瘤、淋巴瘤、Merkel 细胞癌及转移性癌。分子生物学特点常见 TP53 和 RB 突变和 3 号染色体的部分缺失。

（2）复合性小细胞癌伴非小细胞癌（NSCC）组织学类型中的任何一种成分，通常是腺癌、鳞癌、大细胞癌，或大细胞神经内分泌癌（LCNEC），少见类型是梭形细胞癌或巨细胞癌。由于 LCNEC 和 SCLC 在形态学上具有连续性，当两种高级别神经内分泌癌同时存在时，至少有 10% 的大细胞成分才能诊断复合型 SCLC。而对于复合成分为腺癌、鳞癌或肉瘤样癌来说，因这些组分容易识别，故并没有具体的百分比率要求。

（四）大细胞神经内分泌癌

（1）大细胞神经内分泌癌是一种 NSCLC，显示神经内分泌形态的组织学特征（包括玫瑰花样和栅栏样排列），表达神经内分泌组化标记。大体上：大细胞神经内分泌癌通常为境界清楚的肿块，最常位于肺的外周和上肺。平均大小 3—4cm（从 0.9cm 到 12cm），切面呈黄白色或褐色，常有广泛坏死。大细胞神经内分泌癌具有神经内分泌形态特点，包括：器官样巢、小梁状、玫瑰花样或栅栏状排列。肿瘤细胞体积较大，多大于 3 个静止期淋巴细胞，胞浆丰富，核仁明显（有助于和 SCLC 鉴别）。常伴有广泛坏死。核分裂象 >10 个 $/2mm^2$（通常是 75 个 $/2mm^2$），很少低于 30 个 $/2mm^2$。Ki-67 指数一般在 40%—80% 之间。免疫组化表达 CD56、CgA、Syn；TTF-1 阳性率约 50%。鉴别诊断包括小细胞癌、不典型类癌、基底样鳞状细胞癌、腺癌等。基因改变和小细胞癌相似，TP53 和 RB 突变常见。

（2）复合性大细胞神经内分泌癌伴有腺癌、鳞癌、梭形细胞癌或巨细胞癌。如果这些复合成分容易识别，那么无论其所占比例如何，均可诊断为复合性大细胞神经内分泌癌，并明确指出每种成分。也可以出现与 SCLC 复合的情况，但是此时这种肿瘤应该诊断为复合性小细胞癌。

四、大细胞癌

大细胞癌的定义是未分化的非小细胞肺癌，缺乏小细胞癌、腺癌、鳞状细胞癌的组织学特征和免疫表型。因此大细胞癌的诊断只能在手术切除肿瘤时做出，不适用于小活检和细胞学，是真正意义上的非小细胞癌未分化型。在旧版 WHO 分类中，大细胞癌包括很多亚型，如大细胞神经内分泌癌、基底样癌、淋巴上皮样癌、透明细胞癌和大细胞癌伴横纹肌表型。新版 WHO 分类指出，如果 TTF-1 或 P40 阳性，显示实性生长方式的肿瘤应分别被重新归类为实性体腺癌或非角化型鳞状细胞癌。该变化基于遗传学和免疫组化的研究，说明原来被归类为大细胞癌的肿瘤是一组有腺样、鳞状分化或没有任何免疫表型和基因表型的异质性肿瘤。从 TTF-1 被用于临床诊断起，大细胞癌的诊断开始减少，这也反映了在临床中病理医师开始对大细胞癌进行重新分类。所以，新版 WHO 分类强调免疫组化和特殊染色在诊断中的应用后，大细胞癌的诊断将进一步减少。与旧版 WHO 分类相比，其他大细胞癌亚型的调整如下：将大细胞神经内分泌癌归入神经内分泌肿瘤；基底样癌归为鳞状细胞癌亚型之一；淋巴上皮样癌归入"其他和未分类癌实践"分组中；透明细胞和横纹肌样表型均被视为一种细胞学形态，不再作为独特的组织学亚型，因为它们可发生于腺癌或鳞状细胞癌等不同的组织学类型中。

五、肉瘤样癌

肉瘤样癌是一组分化很差的非小细胞肺癌，肿瘤内含有肉瘤或肉瘤样成分。现已认识的 5 种组织类型，包括多形性癌、梭形细胞癌、巨细胞癌、癌肉瘤和肺母细胞瘤。即使处于早期阶段，这组肿瘤的预后也非常差。

多形性癌是最常见的肉瘤样癌类型，由腺癌、鳞状细胞癌、大细胞癌以及至少 10% 的梭形细胞和（或）巨细胞癌组成。混合成分以腺癌最多见，鳞状细胞癌和大细胞癌次之。肿瘤坏死、血管侵犯非常常见。纯粹的梭形细胞癌罕见。梭形细胞癌的肿瘤细胞呈梭形形态，与多形性癌的梭形成分一样，细胞黏附成巢和不规则的编织状结构。核深染，核仁明显。瘤体周围或瘤体内可见散在或灶性淋巴、浆细胞浸润。罕见病例炎细胞浸润非常突出，有时会掩盖病变的本质。有报道这两种亚型 C-met 基因 14 外显子跳跃突变率可高达 20%。

纯粹的巨细胞癌也很罕见，由失去黏附性的、多形性的单核或多核巨细胞构成，肿瘤细胞常与丰富的炎症细胞尤其是中性粒细胞掺杂在一起。常见炎症细胞伸入肿瘤细胞浆内。

癌肉瘤是由普通的非小细胞癌和真正的异源性肉瘤成分组成的一种上皮性恶性肿瘤。肉瘤中最常见的成分是骨肉瘤、软管肉瘤和横纹肌肉瘤。

肺母细胞瘤是最罕见的肉瘤样癌，由双向性肿瘤组成，其中胎儿型腺癌与原始间叶成分并存。间叶成分有胚芽样外观，可以向横纹肌、平滑肌、软骨或上述方向混合性分化。

六、腺鳞癌

腺鳞癌由腺癌和鳞癌组成，每种成分至少占 10%。腺鳞癌好发于男性，与吸烟有关。常位于肺的周围，有中心瘢痕，类似于其他非小细胞肺癌。腺癌和鳞状细胞癌两种成分可相互独立或者混合存在。一般情况下腺鳞癌的形态特征明确，通过 HE 图像就可以诊断，但是如果出现实体成分，就需做免疫组化鉴别实体型腺癌和非角化型鳞状细胞癌。肿瘤细胞弥漫强表达 P40 和 P63 支持为鳞状细胞癌。肿瘤细胞表达 TTF-1 支持腺癌。腺鳞癌预后较差，与其他非小细胞肺癌相比侵袭性强，大宗病例报道术后 5 年生存率约为 40%。

七、恶性涎腺肿瘤

支气管黏膜下存在少量浆液性和黏液性腺癌，因此肺内也可原发涎腺源性肿瘤，此类肿瘤在肺肿瘤的发生率 <1%，位于肺中央部，与支气管关系密切。虽然形态学上与其他部分的涎腺肿瘤相同，但是具体病理亚型所占比例不同。在肺原发涎腺肿瘤中，最常见的是黏液表皮样癌，其次是腺样囊性癌，其他类型只有少量报道。

（一）黏液表皮样癌

好发于 30 岁以下的年轻人和老年患者。肿瘤与支气管关系密切，常常在支气管管腔呈息肉状生长。组织学特点与涎腺的同名肿瘤一样，包括鳞状细胞、分泌黏液的细胞和中间型细胞。依据形态和细胞学特点分为低级别和高级别两型。低级别的肿瘤囊性改变常占主要成分；囊内有浓缩的黏液，常见钙化。胞核圆或椭圆形，核分裂不常见；胞浆嗜酸性，富含黏液。与黏液上皮混合存在的是成片的非角化鳞状上皮。实性区含有分泌黏液的细胞和柱状上皮组成的小腺体、小管和囊腔。坏死不明显。第三种细胞成分是椭圆形的中间型或移行细胞，核圆，淡嗜酸性胞浆。间质常见水肿，尤其在腺体周围有灶状透明变。黏液周围可见钙化、骨化及肉芽肿性反应。

高级别黏液表皮样癌罕见，组织形态与腺鳞癌有重叠。它们由中间型和鳞状细胞组成，伴有少量分泌黏液的细胞成分。核深染异型，核浆比高，核分裂活跃。肿瘤常浸润周围肺实质，并伴有局部淋巴结转移。高级别黏液表皮样癌是否有别于腺鳞癌尚有不同意见。下述标准一般支持高级别黏液表皮样癌的诊断：①支气管腔内外生性生长方式；②被覆上皮没有原位癌改变；③缺乏细胞角化和癌珠；④具有向低级别黏液表皮样癌过渡的区域。据报道融合基因 CRTC1-MAML2 可出现于高级别和低级别黏液表皮样癌中，对诊断有一定的帮助。

（二）腺样囊性癌

组织学特点与涎腺的同名肿瘤一样，其组织结构特点具多样性，可排列成筛状、小管或实性巢状。最典型的是筛状结构，瘤细胞围绕着富含酸性糖胺聚糖的硬化的基底膜样物质形成的圆柱。瘤细胞小，胞浆稀少，核深染，圆形或多角形。核分裂现象不多见。40% 的病例可见神经周围的浸润。肿瘤沿血管、气管、细支气管和淋巴管扩展是其特点。肿瘤细胞具有导管上皮和肌上皮细胞的免疫表型，包括 CK、CD117、SMA、Calponin、S-100、P63 和 GFAP。

八、未分类癌及其他肿瘤

未分类癌包括淋巴上皮瘤样癌和 NUT 癌。淋巴上皮瘤样癌是肺癌的少见亚型，所占比例约为 0.92%。肿瘤细胞分化差、合体状，可见明显核仁，伴有大量含 CD3 的 T 淋巴细胞和含 CD20 的 B 淋巴细胞浸润。肿瘤细胞表达 AE1/AE3、CK5/6、P40、P63，EBV 原位杂交阳性是其特征。淋巴上皮瘤样癌预后较好，5 年生存率可达 62%。NUT 癌因有睾丸核蛋白（nuclear protein in testis, NUT）基因异位而得名，高度侵袭性，中位生存期仅 7 个月，常常发现时已有广泛的转移。肿瘤细胞小至中等大小，未分化样。因其局部可见陡然的角化和表达鳞状细胞癌的标记 P40、P63，推测 NUT 癌可能是一种特殊的鳞状细胞癌。NUT 癌需与基底细胞样鳞状细胞、淋巴瘤、小细胞癌、未分化癌、腺鳞癌、尤因肉瘤、生殖细胞肿瘤鉴别。免疫组化检测肿瘤细胞 >50% 阳性表达 NUT 蛋白和（或）有 NUT 重排是其诊断标准。

肺内最常见的间叶源性肿瘤是滑膜肉瘤、上皮样血管内皮瘤和炎症性肌纤维母细胞肿瘤。肺内滑膜肉瘤的形态与软组织的滑膜肉瘤相同，由密集的短梭形细胞呈束状排列。常常需要检测 t（X；18）（p11.2；q11.2）异位来确诊。上皮样血管内皮瘤好发于女性，中位年龄 38 岁，>60% 的病例在肺内呈多灶分布。瘤细胞呈上皮样或组织细胞样，圆形或多角形，3—5 成群呈小巢状、索状，分布于黏液样间质中。胞质内可见原始管腔形成，腔内可见单个红细胞。瘤细胞表达血管标记，如 CD31、CD34 和 FLI1。特别是对于年轻人，炎症性肌纤维母细胞瘤是肺间叶性肿瘤的重要鉴别诊断。肿瘤由肌纤维母细胞和间质内的浆细胞、淋巴细胞组成。二者比例在不同肿瘤内相差悬殊，当炎症细胞丰富时，往往掩盖其肿瘤的本质；当炎症细胞不明显时，又会使人误诊为其他梭形细胞肿瘤。肿瘤细胞表达 vimentin 和肌源性标记，如 SMA、desmin，大约 50% 表达 ALK，并可检测到 ALK 基因异位。

九、肺的良性肿瘤

肺的良性肿瘤较少见。主要包括好发于大支气管内的乳头状瘤和肺实质的腺瘤。乳头状瘤主要包括鳞状上皮乳头状瘤、腺性乳头状瘤、混合性鳞状细胞和腺性乳头状瘤。鳞状上皮乳头状瘤由疏松的血管轴心被覆复层鳞状上皮组成。上皮层内可出现挖空细胞，可见散在角化不良细胞和不典型细胞，偶见核分裂象。部分病变可内翻性生长，甚至累及肺实质。腺性乳头状瘤极少见，是一种被覆纤毛或无纤毛柱状细胞的乳头状肿瘤，伴有数量不等的立方状细胞和杯状细胞。混合性鳞状细胞和腺性乳头状瘤更加少见，是一种显示混合性鳞状细胞和腺上皮的支气管内乳头状肿瘤。

腺瘤包括硬化性肺泡细胞瘤、肺泡腺瘤、乳头状腺瘤、黏液性囊腺瘤和黏液腺瘤。其中最常见的就是硬化性肺泡细胞瘤，因其在冰冻切片中极易被误认为是恶性肿瘤而尤其值得注意。硬化性肺泡细胞瘤以前曾称为"所谓肺的硬化性血管瘤"，因肿瘤内常见硬化区及出血区而得名。现在发现肿瘤细胞表达原始肺泡细胞标记因而更名为硬化性肺泡细胞瘤。硬化性肺泡细胞瘤的组织学特点可以总结为"两种细胞，四种结构"。"两种细胞"为圆形间质细胞和表面细胞，两种细胞在起源上均被认为是肿瘤性的。圆形细胞小，边界清楚，细胞核圆形及卵圆形，染色质细腻，缺乏核仁。立方状细胞显示细支气管上皮及活化的 II 型肺泡细胞形态。"四种结构"包括乳头状结构、硬化性结构、实性结构和出血区。圆形细胞表达 TTF-1 和 EMA，但广谱 CK 阴性。表面细胞表达 TTF-1、EMA 和广谱 CK。

十、淋巴组织细胞肿瘤

肺的淋巴组织增生性疾病包括良性淋巴组织增生性疾病和淋巴瘤。肺的良性淋巴组织增生性疾病发生率远远高于淋巴瘤，因此良恶性淋巴组织增生的鉴别极为重要，并且对于有些病例的鉴别相当具有挑战性。前者主要包括：滤泡性支气管/细支气管炎、结节性淋巴组织增生、淋巴细胞性间质性肺炎、良性淋巴细胞性血管炎和肉芽肿病、Castleman 病和移植后淋巴组织增生性疾病等。淋巴瘤主要包括：淋巴结外边缘带/黏膜相关 B 细胞淋巴瘤、弥漫大 B 淋巴瘤、淋巴瘤样肉芽肿、血管中心性大 B 细胞淋巴瘤、肺朗格汉斯组织细胞增生症。原发肺的淋巴瘤形态学、免疫组化和分子生物学特点与身体其他部分的淋巴瘤相同。原发于肺最常见的淋巴瘤为淋巴结外边缘带/黏膜相关 B 细胞淋巴瘤，占肺淋巴瘤的 70%—90%，好发于 50—70 岁的女性。肿瘤由小至中等大小的 B 淋巴细胞组成，瘤细胞可呈中心细胞样、单核样 B 淋巴细胞样或小淋巴细胞样，其中夹杂数量不等的大 B 淋巴细胞。肿瘤的特征性改变为淋巴上皮病变和滤泡植入。弥漫大 B 淋巴瘤占肺淋巴瘤的 5%—20%，好发于 50—70 岁的人群。弥漫大 B 细胞淋巴瘤是一种侵袭性 B 细胞淋巴瘤，肿瘤由大 B 细胞样细胞组成，瘤细胞的核一般等于或大于正常巨噬细胞的核，或超过正常淋巴细胞的 2 倍。弥漫大 B 细胞淋巴瘤是一组在形态学、生物学、临床表现、免疫表型及分子生物学上具有不同特点的异质性肿瘤。在 >70 岁的人群中，BBV 相关的大 B 细胞淋巴瘤更加常见。

十一、转移性肿瘤

肺是最常见的肿瘤转移部位，转移性恶性肿瘤是肺最常见的肿瘤。肺接受了全身血液和淋巴回流，几乎所有肿瘤均可转移至肺。肺转移性肿瘤的典型表现是双侧多发性周围型结节，孤立性转移结节少见，但是仍可见于 9% 的病例。转移性肿瘤一般与周围肺组织界限清楚，组织学形态与原发瘤相似，部分转移性肿瘤特别是鳞状细胞癌可见大片坏死，因此显得背景很"脏"。但是临床实践中有如下问题需要注意：①支气管内的转移癌类似于原发性支气管癌，这种少见生长方式在结肠、直肠、胆管、胰腺、乳腺、子宫和肾的转移瘤已有报道；②转移瘤可以沿肺泡附壁生长，类似于原发附壁型肺腺癌的表现。这种特殊的播散方式在结肠、胆管、胰腺、乳腺的转移瘤和间皮瘤中已有报道；③转移性结直肠癌和肺原发肠型腺癌的鉴别诊断在某些情况下几乎是不可能的，需要结合临床、影像资料综合分析。

第四节　老年肺癌的LDCT筛查

一、低剂量 CT 肺癌筛查的意义

在全世界范围内，肺癌发病率高、病死率高，位居癌症死亡首位。肺癌的发病率与病死率大致相等。肺癌的生存率较低，5 年生存率 15%—18%。肺癌生存率低与肺癌发现时分期较晚直接相关，肺癌发病隐匿，有症状就诊的患者大部分处于晚期。在美国，平均 5 年生存率为 17.7%，而初诊不同分期生存率差别巨大，局限期肺癌生存率高达 55.2%；仅 16% 肺癌患者在早期得到诊断。因此迫切需要对肺癌高风险人群进行筛查以早期发现，早期采取根治性治疗，提高肺癌患者的生存。

肺癌筛查早在 19 世纪 60—70 年代就有争议，筛查可能带来的不利因素包括过度诊断带来的不必要的检查、有创性活检及心理压力增加等。早期阶段采

用 X 线胸片筛查，并没有显示生存的获益。胸片会漏诊 80% 肺癌，尤其是小于 1 cm 的结节。自 20 世纪末，国际范围内陆续开展了几个大的低剂量 CT（low dose CT，LDCT）肺癌筛查试验，筛查结果显示了 LDCT 筛查所检出的大部分为早期肺癌。NLST（National Lung Screening Trial）是 2009—2011 年开展的大规模前瞻性随机对照肺癌筛查试验，试验设计为 LDCT 筛查与胸片筛查对照，2011 年美国发表了 NLST 研究结果，发现 LDCT 检出的 80% 以上都是早期肺癌，在重度吸烟者或前重度吸烟者亚组人群中具有生存获益，肺癌的病死率下降。采用 LDCT 筛查，1000 例中减少了 3 例肺癌死亡病例。总体 LDCT 与胸片对比，减少了 20% 肺癌相关死亡，减少 6.7% 总体癌症病死率。NLST 试验明确了 LDCT 肺癌筛查的益处，奠定了 LDCT 在肺癌筛查中的地位。

NLST 筛查试验仅做了 3 年筛查，而临床上随着年龄增加，患癌风险增加，因此对高危人群推荐长期每年的 LDCT 筛查，除非出现严重威胁生命的情况而不能筛查。荷兰 – 比利时肺癌筛查试验 NELSON 筛查试验证实，长期的每年 LDCT 肺癌筛查使男性肺癌病死率降低 26%，女性肺癌病死率降低 61%，总的肺癌病死率降低 44%。LDCT 肺癌筛查目前被公认为有效的肺癌筛查手段。

二、LDCT 肺癌筛查的对象

（一）美国 NCCN 肺癌筛查推荐

美国国立综合癌症网络（National Comprehensive Cancer Network，NCCN）指南中提出的肺癌筛查风险评估因素包括吸烟史（现在和既往），氡暴露史，职业暴露史（二氧化硅、石棉、砷、铬、镍、镉、铍、硅、柴油废气、煤烟和煤烟灰），恶性肿瘤病史，一级亲属肺癌家族史，慢性阻塞性肺疾病或肺纤维化病史，被动吸烟史。

2022 年 NCCN 优化筛查人群，分为以下 2 种情况。

（1）高危组：年龄 ≥ 50 岁，吸烟史 ≥ 20 包年。

（2）低危组：年龄 <50 岁和吸烟史 <20 包年。

NCCN 指南建议高危组进行肺癌筛查，不建议低危组进行筛查。

（二）我国肺癌筛查推荐

我国肺癌的发病规律、高危人群、病理亚型、诊疗资源等均与欧美等国家有显著差异，我们国家自 2010 年以来也陆续开展肺癌筛查试验，但还缺乏大规模、多中心、前瞻性随机对照试验证据，在我国大规模人群进行 LDCT 肺癌筛查的证据缺乏。随着 CT 的普及，低剂量螺旋 CT 肺癌筛查量也在增加。中国的肺癌筛查建议与美国略有不同，依照中华医学会放射学分会心胸学组 2015 年《低剂量螺旋 CT 肺癌筛查专家共识》，建议将高危人群定义为：

（1）年龄 50—75 岁；

（2）至少合并以下一项危险因素：

①吸烟 ≥ 20 包年，或者吸烟指数 400 年支以上（吸烟指数 = 吸烟的年数 × 每日吸烟的支数），其中也包括曾经吸烟，但戒烟时间不足 15 年者；

②被动吸烟者；

③有职业暴露史（石棉、铍、铀、氡等接触者）；

④有恶性肿瘤病史或肺癌家族史；

⑤有慢性阻塞性肺疾病（COPD）或弥漫性肺纤维化病史。

符合上述条件的人群，建议常规进行一年一次的筛查。当然，如果有某些相关症状，或者有其他可能的高危因素，建议向相关专科医生咨询沟通，根据患者的具体情况，在权衡利弊后决定是否筛查。吸烟直接与超过 80% 的肺癌死亡相关，因此当前吸烟者，应接受循证戒烟咨询。

（三）老年人肺癌筛查

随着年龄增大，肺癌的风险逐年增加，诊断 NSCLC 患者中位发病年龄是 71 岁。老年患者具有许多老年相关或吸烟相关的伴发疾病、功能状态差、器官功能临界状态，所有这些因素不仅带来管理的挑战，也是影响预后的独立因素。

老年人肺癌筛查涉及许多复杂情况，需要考虑患者的总体健康情况，预期寿命、认知、疾病的风险和个体偏好等因素。要权衡老年人肺癌筛查所面临的挑战和获益。老年人常伴有心、肺、肝及肾功能下降、功能不全情况，无论国内外肺癌筛查的指南，对有严重的伴随疾病或预期生命短的不能接受根治性手术的人群，不推荐肺癌筛查。

老年人肺癌筛查潜在风险包括：①任何癌筛查固有假阳性结果，这点在老年人群尤其重要。NLST基线筛查阳性率约27.3%，三轮筛查后阳性率占参与筛查者的39.1%，而所有阳性发现中95%是假阳性。对不定性结节，需要CT随诊复查观察结节的生长，以排除假阳性。连续多次CT复查累计辐射剂量不可忽视，因其可增加辐射相关的肺癌风险。②过度诊断、过度治疗。筛查检出的肺癌不能导致癌症相关的发病和死亡，因为老年人可能活不到癌症产生明显临床症状之时。另外还有惰性类型的肺癌患者，如筛查中检出的原位腺癌或微浸润腺癌，本身预后非常好，却接受过度治疗，患者并无生存获益。③产生焦虑情绪。肺癌筛查阳性结果或不定性结果会使患者产生焦虑，一项研究显示筛查后导致患者焦虑水平增加，认为自己患癌而产生癌症恐惧，这对老年人的健康影响更大。临床中遇到80多岁的老人因为肺癌筛查发现GGN而到处看病、反复检查、寝食不安，这样的例子并不少见。

老年人具有高的肺癌发病率，随着平均预期寿命的延长，社会老龄化的加重，老年人肺癌的发生率会越来越高。随着吸烟程度和吸烟史的增加，吸烟作为肺癌的高风险因素在老年人群中体现得更明显，更易诱发肺癌。选择合适的方式对老年人群进行肺癌筛查，早期发现，使得从手术治愈中获益大于潜在风险。对器官功能状态良好的老年患者，手术是治疗的主要选择。尽管目前手术趋势是微创性（如胸腔镜手术）、切除较小部分（段切除、楔形切除），但是老年患者早期肺癌手术切除率仍较低。有研究显示年龄<60岁组早期肺癌切除率95%，而≥80岁组下降到79%。肺癌多学科会诊在老年人肺癌的诊治中发挥重要作用，手术、立体定向放射治疗、射频消融等治疗手段在老年人肺癌的综合治疗起到重要作用。

总的来说，在高风险人群低剂量CT肺癌筛查能提高癌症相关的病死率。老年人群肺癌筛查存在很大争议，因为目前许多的国际大样本筛查试验包括的大于65岁的老年人数量有限。虽然老年人肺癌的发病率和病死率风险不断攀升，但是由于老年人具有更高的假阳性数、过度诊断、手术风险和其他死亡风险高导致筛查获益有限，这些人进行肺癌筛查的风险更大。尽管有上述诸多考虑，目前研究显示80岁或者以上老年人可以从低剂量CT筛查和早期肺癌治愈性手术获益，尤其是没有什么伴发疾病的老年人。未来期待利用整合了老年人重要风险因素的预测工具，帮助选择合适的老年人进行低剂量CT肺癌筛查。

三、LDCT肺癌筛查成像参数

LDCT肺癌筛查辐射剂量约为普通CT的1/8—1/4，美国放射学会（American College of Radiology，ACR）推荐标准身高体重（170 cm，70 kg）的患者筛查CT接受剂量不超过3mGy，在此基础上根据体型有所增减。

（一）低剂量螺旋CT扫描技术规范

①扫描参数：管电压120kV，管电流≤30mA；扫描层厚5mm，层间距5mm；重建层厚2.5mm以下，国内筛查采用1.0—1.25mm连续重建（层间隔小于等于层厚），螺距<1.0；②扫描范围从肺尖到肋膈角（包括全部肺），受检者吸气末一次屏气完成扫描；③图像储存：将5mm层厚常规CT图像、1.0—1.25mm薄层的连续横断面图像传入图像储存与传输系统（picture archiving and communication systems，PACS）并刻录光盘存档；④开启螺旋CT的"Dose Report（剂量报告）"功能，记录扫描时的剂量参数，如剂量长度乘积（DLP）、容积CT剂量加权指数（CTDIvol）、重建视野（D-FOV）等数据，一并存储。

（二）图像观察

由胸部专业放射科医师在CT工作站或PACS系统专用监视器观察图像，采用标准肺窗（窗宽/窗位：1600—2000HU/-600—-700HU）、纵隔窗（软组织窗，350—380/10—15HU）及骨窗（2000/400HU）观察。

（三）结节测量

用电子测量尺（工作站或PACS系统内自带）在肺窗测量，通过结节最大截面测量长径及短径（长径，指结节最大截面的最大径；短径，指与长径垂直的最大径）。筛查结节大小是在横轴位上最大径与短径的平均值，四舍五入取整。

LDCT 肺癌筛查可以检出早期肺癌，同时可以发现纵隔肿瘤、小气道病变、主动脉瘤、冠状动脉钙化及扫描范围内的其他器官病变，所有阳性发现均需进行记录及汇报。

第五节 基础疾病对老年肺癌诊断的影响

尽管肺癌的治疗取得了一定进展，但因为大多数患者在被诊断时已经处于晚期，所以肺癌患者的存活率仍然相对较低。肺癌与年龄和吸烟有关，而年龄和吸烟都与基础疾病密切相关。在老年肺癌患者中，更容易合并基础疾病，如慢性阻塞性肺疾病（chronic obstructive pulmonary disease，COPD）、高血压、心血管疾病、糖尿病（diabetes mellitus，DM）和其他恶性肿瘤等，其发生率为 26.4% ~ 81.2%。已有多个研究证明，高血压、缺血性心脏病、脑血管病、COPD、DM 等多种疾病被认为对肺癌患者的诊断有重要影响；此外，基础疾病可能与肿瘤的形态学、组织学、分化、增殖状态以及肿瘤本身的生长速度有关，从而影响预后。肺癌患者的并发症随着年龄的增长而增加。老年患者中肺癌的发生率较高，与年轻患者相比，这些患者的基础疾病发病率也较高。因此，老年患者在确诊肺癌的同时更有可能合并其他基础疾病。

一、慢性阻塞性肺疾病

慢性阻塞性肺疾病（COPD）是一种缓慢进展的疾病，其特征是随着时间的推移，肺功能逐渐恶化，影响多达 50% 的吸烟人群，其发病率高，目前的患病率约为 10%，是全球第四大死因。COPD 的临床表型多样，部分患者以气道炎症为主，表现为慢性支气管炎，有些患者疾病局限于肺泡，表现为肺气肿和呼吸困难。慢性支气管炎或肺气肿以不可逆气流阻塞为特征，常与有害气体或颗粒引起的异常炎症反应有关，慢性阻塞性肺病引起组织和器官功能的改变，并伴有肺外效应（如全身炎症反应、体重减轻、骨骼肌功能障碍）。一些研究表明（Young, et al., 2009），COPD 是肺癌发展的一个风险因素。Sanchez-Salcedo 等（2015）的研究结果表明 COPD 患者与非 COPD 患者的肺癌发病风险比（HR）为 4.52（95%CI：2.5.—8.18）。

虽然吸烟者患肺癌的风险是不吸烟者的 15—30 倍，然而，仍然有大约 25% 的肺癌患者不吸烟，这表明存在其他因素可以改变与吸烟有关的致癌风险，如遗传倾向以及表观遗传机制等。此外，COPD 和肺癌也有许多除吸烟之外的其他的共同危险因素，如与年龄相关的端粒缩短、氧化应激介导的非程序性死亡、遗传背景、环境暴露和潜在的共同炎症过程。COPD 调控的致癌作用与吸烟相关的致癌现象是不同的，如果慢性炎症通路与致癌烟草化合物的作用同时存在，那么由 COPD 导致肺癌的概率可能会增加。一项研究回顾性分析了肺癌患者的数据，发现随着时间的推移，吸烟量的增加与肺癌发病率的增加之间存在正相关效应。同时也发现，与吸烟行为无关，COPD 也是肺癌发病率的危险因素。在另一项研究中，Maldonado 等（2010）的报道表明，气道阻塞（第一秒用力呼气量 %< 预计值的 40%）是肺癌发病的预测指标，与年龄、性别和吸烟史和肺气肿均无关。De Torres 等（2011）通过 CT 发现，患有轻度到中度肺功能损害和肺气肿的吸烟者患肺癌的风险增加了 2—3 倍。一项研究（Islam, et al., 2015）评估了 5683 名患者，指出肺癌合并 COPD 的频率为 52%，COPD 患者肺功能受损是肺癌发病的独立危险因素。与肺功能正常的吸烟者相比，患肺癌的风险要高出 4—6 倍。这种风险似乎随着 FEV 的逐渐下降而增加，与吸烟史无关。Hopkins 等（2017）发表了他们对来自国家肺筛查试验 -ACRIN 队列的 18473 名患者的分析，他们对 758 例肺癌按 GOLD 分期进行分层，报告称，肺癌发病率从没有气流受限的患者到最严重的气流受限患者以线性方式增长（无气流受限：3.78/1000 人每年，GOLD1 级：6.27/1000 人每年，GOLD2 级：7.86/1000 人每年，GOLD3 级：10.71/1000 人每年，GOLD4 级：13.25/1000）。呼气流量的减少也是增加肺癌患病风险的一个重要因素。然而，De Torres 等分析了 COPD 患者的肺癌发病风险，结果显示肺癌的每年发病率为 1.67%。有气流受限患者的肺癌发病风险降低，对于 GOLD 1 级患者其风

险比为 3.05（95%CI：1.41—6.59），GOLD 2 级患者的风险比为 2.06（95% CI：1.01—4.18），GOLD 3 级患者的风险比为 1.67（95%CI：0.81—3.44）。

对于肺气肿，肺癌的患病率在吸烟量较大的患者中较高（30 包 / 年以下的患者为 0.6%，30 包 / 年为 1.6%，60 包 / 年以上的患者为 2.8%）。Li 等人（2011）在病例对照研究中观察到，当患者吸烟超过 40 包 / 年时，肺气肿患者的肺癌风险更高（优势比 4.46，95% CI：3.07—6.49 vs. 2.84，95% CI：1.51—5.32）。只有一项研究分析了从不吸烟的肺气肿患者罹患肺癌的风险，其 OR 值为 6.3（95%CI：2.4—16.9）。一项荟萃分析（Smith，et al.，2012）包括 7368 例患者，其中 2809 例患者 CT 显示存在肺气肿，870 例患者确诊肺癌。肺气肿患者的肺癌风险为 2.11（95%CI：1.10—4.04）。Hohberger 等（2014）研究了肺气肿与肺癌之间的关系，结果提示局限性肺气肿的患者更容易出现恶性结节。有证据表明，对于同时患有肺气肿和支气管炎者，这种相关性更强（危险比 2.44，95%CI：1.22—4.90），并且随着随访时间的延长，这种相关性有增加的趋势（Turner，et al.，2007）。Zurawska 等（2012）对 6 项研究进行了回顾，根据放射科医生报告的肺气肿，其肺癌的相对危险度（RR）从 1.9 到 4.7 不等，总危险度为 2.34（95%CI：1.46—3.76）。然而，确实有两项研究尚未证明肺气肿程度与肺癌风险之间存在直接关系。尽管如此，两项研究都报告了随着气流限制程度的增加，肺癌的风险增加。有人推测，半定量评估的肺气肿程度可能与肺癌的高风险呈正相关。因此，定量评估肺气肿可能不能正确反映这种关系。

综上所述，在对既往研究进行整体回顾的基础上，我们得出结论，在 COPD 患者中，无论吸烟与否，COPD 患者气流受限程度和（或）肺气肿与肺癌高发病率之间确实存在着强烈的联系。需要判断的是，将气流限制等变量和（或）肺气肿纳入肺癌筛查项目是否有可能提高其在早期肺癌检测中的敏感性和特异性。

二、心血管疾病

心血管基础疾病包括高血压、冠状动脉疾病、周围血管疾病、心律失常和腹主动脉瘤。心血管疾病（CVD）是肺癌最常合并的基础疾病之一，根据不同的研究，患病率从 12.9% 到 43% 不等，其发生率均随年龄增长而增加（Islam, et al.，2015；Al-Kindi，et al.，2016）。肺癌越来越被认为是一种与糖尿病、肥胖和高血压相关的系统性疾病，是已知的心血管疾病的危险因素。据报道，肺癌与心血管疾病风险增加有关，尤其是冠心病和卒中的风险。在过去的几十年里，有许多评估肺癌与心血管疾病风险关系的研究；有研究表明癌症患者更容易发生动脉粥样硬化，男性风险比：1.32；女性风险比：1.29（Whitlock，et al.，2015）。一项对 10 个观察性研究的荟萃分析（Yuan，et al.，2018）表明，与非肺癌患者相比，肺癌患者在随访期间发生心血管疾病的风险显著增加（综合 HR：1.66；95%CI，1.43—1.93；$P < 0.001$）。根据 7 项研究的结果，肺癌诊断后 6—12 个月的总体发生心血管疾病的风险为 2.17，和 1.33。亚组分析显示，肺癌与缺血性中风、出血性卒中、冠心病和心肌梗死的风险显著增加相关。另外，有研究表明（Hatlen，et al.，2014），在有吸烟史的患者中，心血管疾病是肺癌发病的一个独立的危险因素，而且在调整其他慢性炎症和吸烟相关的风险因素，如 BMI、性别、慢性咳嗽咳痰后，心血管疾病仍然是肺癌的独立风险因素。这些研究结果可能对评估可以从肺癌筛查中获益的人群产生重大影响。CVD 在吸烟者中普遍存在，这一亚群可能是肺癌筛查的一个新的重要人群。

75% 的肺癌患者在肿瘤出现局部或远处转移时才出现症状，从而失去根治性治疗的机会，5 年生存率不到 15%（Molina，et al.，2006；In，et al.，2009）。因此，早期诊断是降低发病率和病死率的重要手段，尤其是没有症状的患者，更容易从定期筛查中获益。然而，在低剂量 CT 筛查的过程中，患者也很担心辐射暴露的问题。尤其是一些老年心血管疾病患者，在肺癌筛查定期随访的同时，可能还需要心血管影像学的检查带来的辐射量。因此，一些学者和临床医生针对这部分患者进行了研究，以期可以将两种疾病的诊断和筛查结合在一起，减少患者的辐射暴露。因此，一些研究试图利用冠状动脉钙化（CAC）评分（CAD 的预测因素），在肺癌筛查的 CT 扫描中评估这些患者 CVD 的风险。同样，许多接受心血管疾病影像学检查的患者也可以从肺癌筛查中获益。

临床医生通常使用冠状动脉计算机断层血管成像（CCTA）对冠心病高发

人群进行评估和跟踪观察，在 CCTA 之前，冠状动脉扫描通常作为初筛检查，以识别严重的冠状动脉钙化患者，并通过限制 z 轴长度来减少辐射剂量。然而，冠状动脉扫描的视野有限，主要覆盖约 40% 的肺，这对于肺癌筛查是不够的，尤其是当肿瘤位置位于上叶时。然而，肺癌更容易发生在肺上叶（Lindell，et al.，2007；Byers，et al.，1984）。因此，在 CCTA 过程中，仅使用心脏视野就会漏掉很多肺结节患者。超低剂量 CT（ULDCT）可用于筛查肺癌高危患者，其辐射剂量与标准 X 线片相当，可检出多达 93.3% 的肺结节（Ebner，et al.，2015；Huber，et al.，2016；Kim，et al.，2015；Lee，et al.，2008）。一项研究（Zanon，et al.，2017）评估了冠心病高危人群在接受 CCTA 检查的同时，结合胸部超低剂量 CT 扫描是否有助于肺癌筛查。在此研究中，175 例患者行冠状动脉造影评估冠状动脉疾病，并在同一台扫描仪中进行超低剂量 CT 筛查，以早期诊断肺癌。根据美国 NCCN 指南，根据结节大小和生长速度，随访 2 年，每隔 3、6、12 个月重复低剂量 CT。结果显示超低剂量 CT 共诊断出 71 例单发肺结节（41%），平均直径 5.50 ± 4.00mm。其中 28 例为 >6mm，其中 79%（22例）为假阳性；6 例确诊肺癌，诊断符合率 3%。其中 4 例不能在心电视野中检出，大多数患者处于疾病的早期阶段。在辐射暴露方面，CAC 评分可以直接决定 CCTA 采集的一个重要参数是扫描 z 轴长度，其对 CT 研究的辐射剂量有直接影响。所以综合使用 CCTA 和 CAC 可以通过减少 z 轴长度减少总的辐射剂量。有研究表明，与单独 CCTA 相比，联合使用 CAC 评分进行调整可以减少 16% 的辐射暴露。在被筛查者进行 CCTA 的同时接受超低剂量 CT 扫描，其接受的放射剂量仅比低剂量 CT 增加 $1.22 \pm 0.53\%$。这一放射剂量与胸片的放射剂量相当。所以超低剂量 CT 对于肺癌的筛查，无论是筛查阳性率还是肺癌的患病率都在文献报道的范围内。此研究 41% 的患者表现为肺结节，其中 8.5% 被诊断为肺癌，总体患病率为 3.4%。一些研究中低剂量 CT 的筛查阳性率从 24.2% 到 69% 不等，肺癌患病率从 1.3% 到 3.6% 不等。此外，66.7% 的癌症病例处于Ⅰ期或Ⅱ期，与低剂量 CT 相关的文献报道相似（范围为 55%—63%）（Aberle，et al.，2011；Swensen，et al.，2003；Pedersen，et al.，2009；

Diederich，et al.，2002）。因此，在疑似冠心病患者的冠状动脉 CT 血管造影扫描中，可以使用额外的超低剂量方案检测肺癌。一些研究者认为，在 CCTA 扫描中筛查肺癌应该仅限于特定的高危人群，如大量吸烟史者。然而，有相当一部分的肺癌病例发生在非吸烟者身上，尽管肺癌主要与吸烟有关，但很多其他因素也影响肺癌的发生发展，对于筛查人群的确定还需慎重考虑。此外，我们应该评估肺癌筛查的益处是否大于因筛查呈阳性而进行的进一步调查可能导致的风险，如与发病率和病死率相关的不必要的有创检查（手术、活检等）。当然，还需进一步研究评估 ULDCT 与 CCTA 联合对肺癌和冠心病高危人群进行检查的成本效益，以及通过长期随访确定其在降低病死率方面的作用。

CT 筛查使得肺癌高发人群（55—74 岁之间，有大量吸烟史）病死率降低了20%（Aberle，et al.，2011；Cole，et al.，1980；Patz，et al.，2000）。由于心血管疾病和肺癌患者之间存在许多相同的独立危险因素，如吸烟和年龄，故大多数符合肺癌筛查标准的患者也是心血管事件的危险人群。将胸部 CT 研究用于两个独立的目的，即肺癌筛查和心血管风险分层极具吸引力。经多层螺旋 CT（MDCT）检测到的冠状动脉钙化（CACs）可用于预测冠心病（CHD）和冠状动脉事件（Agatston，et al.，1990；Jacobs，et al.，2012；Pletcher，et al.，2004；Youssef，et al.，2012；Budoff，et al.，2008；Sverzellati，et al.，2012）。在过去的十年中，有越来越多的证据表明冠状动脉外钙化，如主动脉瓣钙化、胸主动脉钙化、二尖瓣环钙化等，似乎也与冠状动脉钙化斑块负荷、冠心病和心血管病死率有关（Rossi，et al.，2014；Adler，et al.，2002；Ann，et al.，2013；Koos，et al.，2006；Utsunomiya，et al.，2010；Yamamoto，et al.，2003；Volzke，et al.，2010；Fox，et al.，2003；Owens，et al.，2012）。因此，胸部 CT 还可以帮助有明显血管或血管外钙化的患者改变生活方式，以预防心血管疾病的发生。

三、脑血管疾病

脑血管疾病属于心血管病，作为一种肺癌经常合并的基础疾病之一需要特别关注，因为它们可增加肺癌患者病死率。在非小细胞肺癌患者中，与未合并脑血管疾病的患者相比，有脑血管疾病患者的病死率增加了20%（Iachina，et al., 2015)。根据 Dominguez–Ventura 研究（Dominguez, et al., 2006），既往有卒中史的年龄≥ 80 岁的肺癌患者，其死亡风险增加了 4 倍。虽然恶性肿瘤的存在使血栓栓塞事件的风险增加，但卒中人群中肺癌的发生率还需进一步研究。

一项研究（Bentsen, et al., 2015）报告了急性脑卒中患者在 CT 常规成像中发现可疑肺结节和恶性肺结节的频率。结果表明，所有可疑肺结节的发生率为 2.6%，确诊恶性肿瘤的发生率为 1.1%。可疑肺结节的发现频率与基于心脏CT 偶然发现的研究结果相吻合，这一结果可以用缺血性卒中和心脏病的共同危险因素来解释。该结果也可与对高危患者（有吸烟史，年龄 50—70 岁）的筛查研究进行比较，其标准胸部 CT 的恶性结节发现频率在 0.83%—2.6% 之间。说明虽然急性脑卒中患者所行的 CTA 检查和心脏 CT 扫描的视野有限，不能检测出所有的恶性结节，但也在一定程度上提高了肺癌的早期诊断。

在年轻患者中，考虑到相对较低的恶性结节发现率和辐射暴露问题，目前还不能支持对急性卒中患者进行常规肺癌筛查。但在老年卒中患者中，如果满足肺癌筛查的标准，可以考虑定期行低剂量 CT 扫描。

第四章　老年肺癌的治疗方法

本章的主要内容是老年肺癌的治疗方法，主要介绍了六个方面的内容，分别是肺癌的放射治疗、肺癌的化学治疗、肺癌的靶向治疗、肺癌的手术治疗、肺癌的中医治疗以及肺癌的免疫治疗。期望能够通过作者的讲解，提升大家对相关方面知识的掌握。

第一节　肺癌的放射治疗

一、老年非小细胞肺癌放射治疗

（一）老年早期 NSCLC 体部立体定向放疗

根据 AJCC 第 8 版 TNM 分期系统，早期 NSCLC 指淋巴结阴性（NO）的 I—II 期。早期 NSCLC 的标准治疗为肺叶切除术。早期肺癌患者手术治疗 5 年生存率可达到 68%—92%。但对于一些因基础疾病临床不可手术或拒绝手术的老年患者，放疗是首选的根治性治疗方式。放疗的方式包括常规分割放疗与体部立体定向放疗（stereotactic body radiation therapy，SBRT）等。常规分割放疗与 SBRT 相比，局部失败率高、治愈率低且治疗相关不良反应较多。这类患者目前首选 SBRT 治疗，对于手术风险较高仅能耐受亚叶切除术的患者 SBRT 也是合适的治疗选择。所谓 SBRT，指采用一次到数次的外照射，使高剂量精确地聚焦在体部肿瘤上，而肿瘤周围正常组织受照剂量较低。SBRT 也可称为立体消融放疗（stereotactic ablative radiation therapy，SABR）。

研究表明，临床不可手术或拒绝手术的老年早期 NSCLC 患者行常规分割放疗，3 年局部控制（local control，LC）约 51%，3 年总生存（overall survival，

OS）不超过 30%。后续的一系列前瞻研究结果显示，早期 NSCLC 患者行 SBRT，3 年 LC 大于 80%，3 年 OS 43%—60%，中位 OS 为 33—48 个月，明显优于常规分割放疗。其中，RTOG 0236 研究共纳入 59 例临床不可手术的病理确诊为 NSCLC 的患者，中位年龄为 72.5 ± 8.8 岁，全组患者在 8—14 天内接受 54Gy/3 次的 SBRT。55 例可评估病例（44 例 T1 及 11 例 T2）的中位随访时间 34.4 个月，仅 1 例出现原发灶局部复发、3 例出现受累肺叶复发，3 年 LC 及 3 年受累肺叶控制率分别为 97.6%（95%CI：84.3—99.7）和 90.6%（95% CI：76.0—96.5）；3 年无进展生存（progression free survival，PFS）和 3 年 OS 分别为 48.3%（95%CI：34.4—60.8）和 55.8%（95%CI：41.6—67.9），中位 OS 为 48.1 个月。从近期疗效看，SBRT 在临床不可手术的早期 NSCLC 患者可以达到良好的局控和生存。

远期预后方面，2018 年 Timmerman 等更新了 RTOG 0236 研究的 5 年随访结果，OS 为 40%，局部复发率仅 7%（Timmerman, et al., 2018）。Sun 等对 PET-CT 分期为 I 期且病理明确的不可手术的 NSCLC 患者进行了长达 7 年以上的随访。这一研究共得到 65 例患者的可分析数据，均接受 50Gy/4 次的 SBRT。全组中位随访时间 7.2 年，在治疗结束后中位 14.5 个月（4.3—71.5 个月）时有 18 例出现疾病复发，5 例为局部复发、8 例为区域复发、8 例远处转移，其中 2 例患者为同时出现 2 或 3 种复发情况。全组患者 5 年、7 年 PFS 分别为 49.5% 和 38.2%，相应的 OS 分别为 55.7% 和 47.5%；5 年时的局部、区域复发及远处转移率分别为 8.1%、10.9% 及 11.0%；7 年分别为 8.1%、13.6% 和 13.8%。仅 3 例患者出现 3 级不良反应（2 例为皮炎，1 例为胸痛及放射性肺炎）。

2019 年初发表的 CHISEL 研究是一项 III 期多中心随机对照研究，纳入了共来自 14 个中心 101 例病理明确且 PET-CT 分期为 I 期（T1—2aN0M0）的不可手术或拒绝手术的 NSCLC 患者。全组患者东部肿瘤协作组（Eastern Cooperative Oncology Group，ECOG）评分为 0—1 分，以 2：1 的比例随机接受 SBRT（n=66 例，54Gy/3 次 /2 周或 48Gy/4 次 /2 周）或常规分割放疗（n=35 例，66Gy/33 次 /6.5 周或 50 Gy/20 次 /4 周）。主要研究终点为局部治疗失败时间（time to local treatment failure），局部治疗失败指原发灶进展或内靶体积周边 1.5cm 区域内出现新发病灶。由于入组时间较长，研究决定最终分析数据的时间为最后 1 例患者入组后 2 年。结果显示，SBRT 组和常规分割放疗组出现局部治疗失败的例数分别为 9 例（14%）和 11 例（31%），局部治疗失败的中位时间分别为 2.1 年（1.2—3.6 年）和 2.6 年（1.6—3.6 年），2 年 LC 分别为 89% 和 65%，在局部控制方面 SBRT 组显著优于常规分割放疗组（HR=0.32；95%CI：0.13—0.77；$P = 0.0077$）。此外，SBRT 组患者的总生存优于常规分割放疗组（中位 OS 两组分别为 5 年和 3 年；2 年 OS 两组分别为 77% 和 59%；HR=0.53：95%CI：0.30—0.94；$P = 0.027$）。全组患者无治疗相关的死亡事件发生，仅 1 例 SBRT 组患者出现 4 级呼吸困难，两组 3 级不良反应分别为 7 例和 2 例，无显著差异。

综上，对于可手术的 IA 期 NSCLC，SABR 治疗后的长期生存率不低于手术治疗，可作为不能手术的 I 期患者的标准治疗。SABR 已被 2022 年 CSCO 指南作为 2A 类推荐用于不适宜手术的早期患者。

（二）老年局部晚期非小细胞肺癌的综合治疗

局部晚期非小细胞肺癌（locally advanced non–small cell lung cancer, LANSCLC）是指肿瘤侵犯肺尖部或纵隔重要结构，或已伴有纵隔淋巴结（N2）或锁骨上淋巴结（N3）转移，且完善影像学或病理学检查未发现有远处转移的非小细胞肺癌。按照 AJCC 第 7 版肺癌分期标准，LANSCLC 包括 ⅢA 和 ⅢB 期非小细胞肺癌；而按照 AJCC 第 8 版肺癌分期标准，LANSCLC 则包括淋巴结阳性的 Ⅱ—Ⅲ 期非小细胞肺癌。据统计，LANSCLC 约占 NSCLC 的 30%。然而既往 LANSCLC 的治疗效果并不理想，ⅢA 期的 5 年 OS 为 15%—36%，而ⅢB 期仅为 19%。根据 NCCN 指南推荐，手术切除及纵隔淋巴结清扫（或活检）术是可手术的 T1–4N0–1（包括同一肺叶内或同侧不同肺叶内多发结节的 T3、T4）患者的首选治疗；而对于不能手术的 LANSCLC 患者，首选根治性同步放化疗，但对于老年患者，应根据患者的生理年龄进行更全面的评估后选择同步放化疗或者序贯放化疗，以下列举文献数据包含部分老年人数据。

1. 可手术的 LANSCLC 的术后放疗

对于可手术的 LANSCLC 患者，单纯手术治疗预后不佳，30%—70% 的单纯手术治疗的患者会出现复发或死亡。Arriagada 等于 2010 年在 Lancet 上发表的一篇荟萃分析，共纳入了关于辅助化疗的 34 项随机对照研究、共 8447 例 I—Ⅲ期 NSC。

LC 术后患者。结果显示，辅助化疗将 5 年 OS 提高了 4%（95%CI：3—6）即从 60% 提高至 64%；其中对于Ⅲ期 NSCLC 患者，可将其 5 年 OS 从 30% 提高至 35%。Arriagada 等于同年发表的另一项前瞻性随机对照研究亦得到了相似的结论，辅助化疗对比单纯手术切除，5 年无疾病生存（disease-free survival，DFS）可提高 5%（$P = 0.02$）。由于辅助化疗在疾病控制和整体预后方面显示出了较好的结果，因此推荐对于可手术的 LANSCLC 患者，标准治疗方式为手术切除联合辅助化疗。

为了进一步提高局部控制和总生存，PORT 逐渐被应用于 LANSCLC 的术后治疗中。近些年的研究分析表明，对于可手术的 LANSCLC 患者，PORT 仅适用于 pN2 或切缘阳性（R1 或 R2）的情况。ANITA 研究是一项关于ⅠB—Ⅲ A 期 NSCLC 患者 RO 切除术后行辅助化疗的随机对照研究。对研究数据的亚组分析显示，对于 pN1 的患者，辅助化疗后加用 PORT 患者的中位 OS 为 46.6 个月，5 年 OS 为 40%，远低于单纯辅助化疗组的 93.6 个月和 56.3%；而对于 pN2 的患者，辅助化疗后加用 PORT 患者的中位 OS 为 47.4 个月，5 年生存率为 47.4%，远高于单纯辅助化疗组的 23.8 个月和 34%。因此，辅助化疗加 PORT 不适用于 pN1 患者，而适用于 pN2 患者。Robinson 等的一项回顾性研究也证实了对于 pN2 的 NSCLC 患者，PORT 可提高患者整体疗效。这项研究共回顾了 4483 例 RO 切除术后病理证实 pN2 日完成辅助化疗的 NSCLC 患者，中位年龄 64 岁（19—89 岁），根据是否接受过 PORT 将其分为 PORT 组和非 PORT 组。分析结果显示，PORT 组的中位 OS 和 5 年 OS 分别为 45.2 个月和 39.3%，显著高于非 PORT 组的 40.7 个月和 34.8%（$P = 0.014$）。由此可见，PORT 在辅助化疗的基础上进一步提高了 RO 切除术后 pN2 患者的总生存。

2. 不能手术的 LANSCLC 的放化疗

不能手术包括不可手术切除（如 T3–4 侵犯重要结构或 N2–3）或因基础疾病、患者意愿等原因而无法手术的情况。根治性同步放化疗是不能手术的 II 期（淋巴结阳性）及 III 期 NSCLC 患者的标准治疗方式。一般状态较差或无法耐受同步放化疗的老年患者可以选择序贯放化疗或单纯放疗。放疗为不可切除的肿瘤提供局部治疗，而化疗不但可以减少或防止肿瘤微转移扩散，还可以作为放疗的增敏剂提高放疗疗效。随机 III 期 JCOG 0301 研究评估了不可切除 III 期 NSCLC 老年患者接受含卡铂 CRT 与单纯放疗的生存情况，结果显示 CRT 相比单纯放疗可显著延长 70 岁以上患者的生存期，中位 OS 分别为 22.4 和 16.9 个月（$P = 0.017\,9$），中位 PFS 分别为 8.9 和 6.8 个月（$P = 0.009$）。《肺癌》(Lung Cancer）期刊在 2016 年发表的一项 Meta 分析也显示在 70 岁及以上的 III 期 NSCLC 患者中，同步放化疗相比单纯放疗有获益。PACIFIC 研究的五年数据发现，老年患者的获益减少，提示仍然需要谨慎对待老年患者放化疗及后续免疫巩固治疗的毒性和基础疾病情况。

（三）肺上沟瘤的综合治疗

肺上沟瘤（superior sulcus tumor，SST），也常称为 Pancoast 瘤，在所有肺癌中比例不到 5%，初诊多为 T3—4，患者 5 年 OS 约 40%。相比于其他 NSCLC，SST 的生物学行为更倾向于局部侵犯而非远处的淋巴或血行播散。术前放化疗联合手术治疗一直是 SST 有效的治疗手段，可手术的 SST 患者 2 年 OS 可达到 50% 左右，5 年 OS 达 44%—56%。

可手术的 SST 推荐术前同步放化疗联合手术的综合治疗，放疗需按根治剂量进行计划设计以防患者不能按计划手术。不可手术的 SST 多为肿瘤侵犯椎体超过 50%，臂丛神经受侵犯，食管、心脏或气管受侵犯等，此外在因基础疾病或患者意愿等不能手术的情况下，首选根治性同步放化疗，并推荐 Durvalumab 作为其后的巩固维持治疗。

（四）晚期 NSCLC 患者的放疗

初诊 NSCLC 患者中 I 期的患者比例逐渐上升，至 2006 年已达将近 40%。

常见转移部位包括脑、骨、肝、肺、肾上腺等，晚期 NSCLC 的标准治疗手段必须基于全身系统治疗。早年研究已证实放疗在晚期老年肺癌患者中较好的姑息治疗作用，比如放疗可用于治疗咯血以及老年肺癌患者的胸痛。针对老年患者的回顾性研究发现放射治疗的耐受性很好，而且与年轻患者相似。

1. 寡转移 NSCLC 患者的放疗

目前考虑对一般情况良好（ECOG 0—1 分）、预期生存时间在 6 个月以上、预计原发灶可控或已控的寡转移 NSCLC 患者，建议行以清除转移灶为目的的根治性局部治疗。早在 1995 年，Hellman 等提出了"寡转移（oligometastases）"的概念，即全身转移灶数目不超过 5 个，并指出：在原发灶可控的前提下，对所有病灶分别通过局部治疗手段进行清除，有可能改善整体预后甚至治愈疾病。寡转移灶可在初诊时已经出现或治疗后短期内发生（通常指治疗结束后 ≤ 6 个月），二者均为同时性（synchronous）寡转移；亦可在初诊非 I 期患者经治疗维持无进展状态一定时间后（通常大于 6 个月）发生，即异时性（metachronous）寡转移。对于寡转移灶的局部治疗可以在全身治疗后以巩固疗效，也可在全身治疗前以减小肿瘤负荷、提高局部控制。

相比于维持治疗或支持治疗，体力状态良好的寡转移 NSCLC 患者进行局部治疗（放疗或手术）可以改善生存，但需要注意对不良反应的严格控制。

2. 晚期 NSCLC 患者的胸部放疗

随着精确放疗技术的发展，晚期 NSCLC 患者胸部原发灶的局部治疗得到了越来越多的尝试，两项回顾性病例匹配分析研究结果显示，原发灶局部治疗（手术或放疗）可显著提高患者的 OS，倾向评分匹配后差异仍具有统计学意义。其中 Sheu 等的研究中，针对 69 例接受局部治疗的患者进行了亚组分析，指出体力状态良好的患者 OS 更佳（HR=0.40；95%CI：0.21—0.75；$P = 0.03$），非脑/肾上腺单发转移的患者 PFS 更佳（HR=0.22；95%CI：0.07—0.77；$P = 0.02$）。可见，经过全身治疗患者疾病得到控制的前提下，局部治疗可以为寡转移 NSCLC 患者带来生存获益，但现有证据水平不高，需要前瞻性 III 期随机对照研究的证实。

姑息减症的胸部放疗常用于改善肿瘤所致咯血、胸痛、上腔静脉压迫综合征等症状或体征。参考胸部姑息放疗专家共识，姑息治疗方案（包括全身系统治疗）需根据患者的一般状况、现有症状、疾病分期、肺功能、治疗体积、消瘦情况及其治疗意愿等进行制定。目前无统一治疗方案及剂量的推荐，高剂量或长程胸部放疗（如不低于30Gy/10次）可以更好地改善生存和症状，尤其对于体力状态好的患者。对于体力状态较差的患者，大分割短程放疗更合适（如17Gy/2次），可以达到与长程放疗相仿的疼痛缓解作用，但可能需要同一部位多次照射。

3. 晚期 NSCLC 患者脑转移的放疗

肺癌脑转移发生率为40%—55%，主要症状为头痛、肢体无力、偏瘫等。肺癌脑转移患者预后差，自然平均生存时间仅1—2个月，有症状脑转移患者的中位 OS 相比于无症状患者明显更差。脑转移的治疗方法包括手术治疗、全脑放疗（whole brain radio therapy，WBRT）、立体定向放射外科治疗（stereotaxic radio surgery，SRS）、全身系统治疗、肾上腺皮质激素的使用（降低颅内压，减轻脑水肿）以及支持治疗等。

根据颅内病灶多寡将脑转移分为局限性和广泛性。局限性脑转移不再仅指具有1—3个颅内转移灶，而是根据颅内转移灶（和术腔）的总数量和总体积来判定，取决于具体的临床情况。对于局限性脑转移患者，尤其是单发脑转移，首先考虑行 SRS 或手术切除；术后，若全身疾病控制良好则推荐对术腔以及其他转移灶行 SRS，也可考虑 WBRT；若全身疾病较广泛且控制不佳可考虑术后 WBRT 或姑息 / 最佳支持治疗。广泛性脑转移患者若占位效应明显时仍可考虑手术切除，但对于一般状况良好且转移灶总体积较小的患者应考虑行转移灶 SRS 及术腔 SRS。

对于体力状态良好的单发脑转移患者，尽早进行手术切除转移灶是其标准治疗手段。前瞻性随机对照研究比较了针对单发脑转移灶在传统的 WBRT 前加与不加局部手术治疗的疗效。Patchell 等的研究显示，手术切除比单纯 WBRT 显著降低颅内病灶的局部复发（20%vs.52%，$P < 0.02$）；但颅内其他部位复发

两组间无差别。因此，对于体力状态较好的单发脑转移患者，建议可手术者尽早切除病灶以减轻占位效应。回顾性研究认为具有1—3个转移灶的患者均可以从手术切除中获得生存益处。

脑转移灶切除术后仍有较高的复发率（1—2年局部复发约50%），术后放疗是必要的。Patchell等的研究纳入95例单发脑转移且完全切除的患者，按术后是否行WBRT随机分组。术后放疗组相比于单纯手术组显著降低肿瘤复发率（18%VS.70%，$P < 0.001$），且显著降低神经死亡（14%VS.44%，$P = 0.003$）；但未观察到OS的优势。术后SRS是WBRT之外的更优选择，不仅可达到与术后WBRT相仿的总生存，并且在改善局部控制的同时，有效保护认知功能。Mahajan等报道了单中心随机分组比较术后SRS或观察的疗效，SRS组的1年局部控制更好（$P = 0.015$），且两组间的不良反应和治疗相关死亡无显著差异。Brown等的NCCTG N107C/CEC3研究比较了术后SRS和WBRT对生存和认知功能的影响。研究共纳入194例脑转移灶切除术后的患者，SRS组（12—20Gy）98例，WBRT组（30Gy/10次或37.5Gy/15次）96例。SRS组患者无论在6个月认知功能下降方面（$P < 0.000\,31$），还是在出现认知功能下降时间方面（$P < 0.001$），都有更优异的表现。但两组患者的OS和不良反应方面均无显著差异。因此脑转移灶切除术后需进一步对术腔进行放疗，SRS优于WBRT。

4. 晚期NSCLC患者骨转移的放疗

放疗可有效缓解骨转移所致疼痛，还可有效预防病理性骨折及脊髓压迫的发生，首选体外放疗；若骨转移为骨转移灶之一，也可以考虑SBRT。由于双膦酸盐可阻止肿瘤细胞由G2期和M期向S期转换，延长肿瘤细胞在放疗敏感的细胞周期的时段，故可常规联用双膦酸盐以增强骨转移灶对放疗的敏感性。关于放疗剂量和分割方式，Chow等的一项系统回顾分析了1986年至2006年间比较单次分割和多次分割的16项研究。单次分割组的单次照射剂量多为8Gy，也有10Gy、12Gy或15Gy，多次分割的给量方式多为30Gy/10次，也有30Gy/6次、25Gy/5次、24Gy/6次、22.5Gy/5次、20Gy/4次、15Gy/3次等。两组患者间，病灶总反应率（58%vs.59%）和病灶完全缓解率（23%vs.24%）均无显著差异；单次分割组有发生更多病理性骨折（$P=0.75$）和脊髓压迫（$P=0.13$）的趋势，且其再次治疗的需求是多次分割组的 2.5 倍（95%CI：1.76—3.56，$P<0.00001$）：两组间急性不良反应无差别。Lutz 等在 2011 年发布的根据 9 项前瞻随机研究制定的骨转移姑息放疗指南中指出，常用剂量及分割方法有：30Gy/10 次、24Gy/6 次、20Gy/5 次及（8—10）Gy/1 次。多次分割的方案相比单次分割方案放疗出现病灶再次治疗的可能稍低（8%vs.20%），但后者对患者及其家属更方便。对于寡转移或形成软组织肿块的骨转移病灶可适当加大放疗剂量。

综上所述，晚期 NSCLC 患者骨转移若处于承重骨或处于非承重骨伴有骨相关事件，推荐行姑息性放疗；骨转移灶可行 SBRT。放疗剂量和分割方式需要根据治疗目的、症状表现及体力状态决定，短程放疗更适用于体力差和或生存预期短的患者。

（五）老年非小细胞肺癌放疗适应证推荐

早期非小细胞肺癌：对于可手术的患者首选肺叶切除术及纵隔淋巴结清扫或活检术，对于临床不可手术或拒绝手术的患者首选 SBRT。

非小细胞肺癌术后放疗：可手术的 LANSCLC 患者，在 R0 切除术后 pN2（包括Ⅰ—Ⅱ期术后升期）的情况下，应在辅助化疗后行 PORT；对于切缘阳性（R1、R2 切除）者，经严格身体状况评分及生理年龄全面的评估，有选择地行同步放化疗或序贯放化疗。

不能手术的局部晚期非小细胞肺癌综合治疗：首选推荐患者行根治性同步放化疗，联合巩固维持免疫治疗；如果经严格身体状况评分及生理年龄全面的评估，患者不能耐受同步放化疗，可以行序贯放化疗或单纯放疗。

肺上沟瘤综合治疗：可手术的肺上沟瘤患者推荐行术前同步放化疗与手术联合治疗；不能手术的患者，经严格身体状况评分及生理年龄全面的评估，有选择地进行根治性同步放化疗，联合巩固维持免疫治疗；如果患者不能耐受同步放化疗，可以行序贯放化疗或单纯放疗。

晚期非小细胞肺癌经严格身体状况评分及生理年龄全面的评估，可选择根治性局部放疗或姑息放疗。

二、老年小细胞肺癌放射治疗

（一）局限期 SCLC 的胸部放疗

NCCN 指南推荐对于经纵隔病理分期为 N0 的 T1—2 的局限期 SCLC（limited-stage small cell lung cancer，LS-SCLC）患者可以优先考虑手术，如果因为内科原因不能手术或拒绝手术，可以采用 SABR 技术联合全身化疗或同步放化疗，其他局限期 SCLC 患者，NCCN 指南推荐首选同步放化疗，并且应在化疗第 1 周期或第 2 周期时即加入放疗。但是对于老年患者能否行同步放化疗需要综合评估。

1. 老年 LS-SCLC 患者选择何种治疗模式

老年患者肺癌的发病率随着年龄的增长而增加，诊断时中位年龄为 70 岁，但老年患者在临床试验中所占比例不足，对于在日常生活活动能力方面正常（PS0—1），严格进行生理年龄全面的评估后满足要求的老年患者，应接受放疗联合化疗的治疗。然而因为老年患者骨髓抑制、乏力及器官功能损伤更常见，所以，在治疗过程中必须仔细观察患者，避免过度治疗的风险，建议给予老年患者更多的支持及最佳护理。总体而言，老年患者的预后与经分期匹配的年轻患者疗效相似。随机研究显示，在 PS 评分 0—2 的老年患者中，降低化疗强度的单药治疗（如依托泊苷）不如联合化疗（如顺铂联合依托泊苷）。

2. 老年患者胸部放疗剂量及分割模式的选择

Turrisi 等（1999）的随机对照研究（INT0096）共纳入 417 例 LS-SCLC 患者，随机分为 BID 组及 QD 组，均接受 EP 方案化疗，并于化疗第 1 周期开始同步放疗，BID 组放疗剂量 45 Gy/25 次，1.8Gy/ 次，1 次 / 日，中位年龄 61 岁（30—82 岁），31% 的患者大于 65 岁；QD 组放疗剂量 45Gy/30 次，1.5Gy/ 次，2 次 / 日，中位年龄 63 岁（34—80 岁），40% 的患者大于 65 岁；中位随访近 8 年。结果显示，两组的中位 OS 分别为 23 个月和 19 个月（$P = 0.04$），2 年 OS 分别为 47% 和 41%，5 年 OS 分别为 26% 和 16%；2 年无失败生存率分别为 29% 和 24%（$P = 0.1$）；共 11 例治疗相关死亡（BID 组 6 例，QD 组 5 例），3 级食管炎发生率分别为 27% 和 11%，研究结果显示 BID 分割模式优于 QD 组，但此研究不足之处是 QD 方案放疗剂量偏低。因此近年有学者希望提高 QD 放疗剂量改善患者生存，即 CONVERT 研究。

Faivre-Finn 等（2017）发起一项Ⅲ期随机对照研究（CONVERT 研究）探索了 LS-SCLC 患者同步放化疗的最佳放疗模式，8 个国家 73 个中心，共纳入 547 例患者，95% 的患者 PS 评分 0—1。根据放疗分割方式不同随机分为两组，BID 组（274 例）为 45Gy/30 次 /19 天，1.5Gy/ 次，每日两次，中位年龄 62 岁（29—84 岁），32 例患者大于 70 岁（12%）；QD 组（273 例）为 66 Gy/33 次 /45 天，2Gy/ 次，每日一次，中位年龄 63 岁（34—81 岁），51 例患者大于 70 岁（19%）；两组患者均接受 4—6 周期 EP 方案同步化疗，放疗均在化疗开始后第 22 天加入，中位随访时间 45 个月。BID 组和 QD 组的中位 OS 分别为 30 个月和 25 个月，2 年 OS 分别为 56% 和 51%，5 年 OS 分别为 34% 和 31%，两组之间未观察到 OS 显著差异（$P = 0.14$）。常见的 3—4 级急性不良反应是中性粒细胞减少，BID 组和 QD 组分别为 74% 和 65%，其中 BID 组发生 4 级中性粒细胞减少的概率更高（49%vs.38%，$P = 0.05$）；而两组之间放疗相关 3—4 级食管炎（BID 组 19%vs.QD 组 19%，$P = 0.85$）和放射性肺炎（BID 组 3%vs.QD 组 2%，$P = 0.70$）的发生率没有显著差异。CONVERT 研究显示 LSSCLC 患者行超分割放疗或常规分割放疗，生存上没有显著差异，且毒副作用相近。

综上，对于年龄大于 70 岁身体状况评分 0—1 的患者，经过严格筛选评估，可以考虑同步放化疗，TRT 的总剂量可以选择超分割模式 45Gy/3 周，单次剂量 15Gy，BID；或常规分割模式 60—70Gy/6—7 周，单次剂量 2.0Gy，QD。

（二）老年广泛期小细胞肺癌的胸部放疗

Slotman 等（2015）的一项前瞻性随机对照研究（Dutch CREST 研究）纳入了 498 例老年 ES-SCLC 的胸部放疗患者，接受 4—6 周期标准化疗后，随机分为 TRT 组（247 例，放疗剂量 30 Gy/10 次）及对照组（248 例，无放疗），中位随访时间 24 个月，22.9% 的患者年龄 >70 岁，7.8% 的患者年龄 >75 岁。两组之间 1 年 OS 无显著差异（放疗组 33%vs. 对照组 28%，$P = 0.066$）；然而，更新结果显示放疗组的 2 年 OS 明显优于对照组（13%vs.3%，$P = 0.004$），6 个月 PFS 亦明显优于对照组，分别为 24% 和 7%（ $P = 0.001$ ）。

Palma 等（2016）将 Slotman（2015）和 Jeremic B（1999）2 项研究进行荟萃分析，共 604 例 ESSCLC 患者（302 例接受 TRT，302 例未接受 TRT）均接受铂类为基础的化疗，治疗结束无进展者行 PCI。TRT 的分割模式为 30Gy/10 次，QD（247 例）或 54Gy/36 次，BID（55 例）。结果显示接受 TRT 可以改善 ES-SCLC 患者 OS（HR0.81，95%CI：0.69—0.96， $P = 0.014$ ）及 PFS（HR0.74，95%CI：0.64—0.87， $P < 0.001$ ），其中 ≥ 65 岁和 <65 的患者分别占 27.6%、72.4%。

因此，对于老年 ES-SCLC 患者行巩固性 TRT 是可以推荐的，但仍需要严格进行身体状况评分及生理年龄全面的评估，以区分出可以从中获益的亚群。巩固性 TRT 的剂量及分割模式可选择 30Gy/10 次、60Gy/30 次或此范围内的其他剂量分割模式。

（三）老年 ES-SCLC 患者慎重行 PCI

一项纳入 7 个前瞻性随机对照研究的 meta 分析，987 例前期治疗达到 CR 的 SCLC 患者，其中观察组 461 例，中位年龄 59 岁（21—79 岁），26% 的患者 ≥ 65 岁，治疗组 526 例（局限期 314 例）接受 PCI（方案为 24—40Gy/8—20 次），中位年龄 59 岁（26—80 岁），25% 的患者 ≥ 65 岁。结果显示 PCI 能显著改善生存，3 年 OS 绝对获益 5.4%（15.3% 升高至 20.7%），3 年脑转移累积发生率下降 25.3%（58.6% 降至 33.3%）：接受 PCI 的患者中出现神经精神症状只有 2 例。

PCI 治疗可影响认知功能且对老龄患者影响更大。RTOG 0212 试验显示，年龄大于 60 岁的患者中约有 83% 在 PCI 后 12 个月后出现慢性神经毒性，该数据在年龄 ≤ 60 岁的患者中只有 56%（ $P = 0.009$ ）。选择海马保护的 PCI 治疗有助于保护患者的认知功能。

日本学者 2017 年发表在《柳叶刀·肿瘤学》（*Lancet Oncology*）的一项Ⅲ期随机对照研究显示，即使广泛期 SCLC 患者前期颅外病灶治疗有效，PCI 也无法改善患者生存。2022 年 12 月美国国立综合癌症网络（NCCN）临床实践指南指出：前瞻性试验中观察到，老年人（≥ 60 岁）在接受 PCI 治疗后认知功能下降的几率增加；与密切监测相比，PCI 的风险和获益应与这些患者仔细讨论；对于全身状况差或神经认知功能受损的患者不推荐使用。

因此，对于老年 LS-SCLC 经放化疗达到 CR 或 PR 的患者，经严格身体状况评分及生理年龄的全面评估，有选择地推荐患者行 PCI。

第二节　肺癌的化学治疗

一、老年小细胞肺癌的化疗

小细胞肺癌（small cell lung cancer，SCLC）约占所有肺癌病例的 15%。不同于其他类型的肺癌，小细胞肺癌恶性程度高，进展快，往往早期即出现疾病进展，但其是最具化疗敏感性的实体肿瘤类型之一。肺癌的五年生存率为 16.9%，小细胞肺癌的 5 年生存率仅为 6.6%，对于局限性小细胞肺癌，5 年生存率为 12.1%，而广泛期小细胞肺癌的 5 年生存率仅为 1.6%。美国国立综合癌症网络（NCCN）推荐同步放化疗是局限期小细胞肺癌的标准治疗方案，对同步放化疗反应良好的患者应该接受预防性的全脑照射。对于广泛期小细胞肺癌，推荐单独化疗，而放射治疗可以缓解转移部位的症状。一项早期随机试验中证明与安慰剂组相比，化疗（口服环磷酰胺）组可显著延长广泛期小细胞肺癌患者的生存期。随后的研究表明，联合化疗比单药化疗更能延长广泛期小细胞肺癌的生存期。近 20 年来，指南推荐了含铂双药化疗：顺铂联合依托泊苷或卡铂联合依托泊苷，为广泛期小细胞肺癌患者的一线化疗方案，接受这两组方案治疗的试验患者的中位生存期为 9.5 个月，两组治疗之间的生存数据没有显著差别。一项对 19 个临床试验的荟萃分析发现，顺铂联合依托泊苷与卡铂联合依托泊苷相比，前者的肿瘤客观反应率（即肿瘤缩小率）更高，这使得一些临床医生更倾向于使用前者，然而需要注意的是，肿瘤客观反应率并不能预测小细胞肺癌的后续生存时间。此外，同样的荟萃分析显示，顺铂联合依托泊苷治疗的患者临床毒性明显高于卡铂联合依托泊苷治疗的患者。最近的一项对四个临床试验的荟萃分析发现，这两种方案的存活率没有差异，毒性也没有明显差异。所以，指南推荐顺铂联合依托泊苷或卡铂联合依托泊苷是治疗小细胞肺癌最常用的两种方案。对于复发性小细胞肺癌，有多种化疗方案可供选择，包括拓扑替康。其他治疗方案还包括环磷酰胺、多柔比星和长春新碱（CAV方案）等。

（一）局限期小细胞肺癌的化疗

根据既往临床试验和荟萃分析的结果，对于局限期小细胞肺癌患者，和单纯化疗或序贯放化疗相比，同步放化疗疗效更佳。目前，对这部分患者的标准治疗方案是同步放化疗，在反应良好的情况下给予预防性全脑照射。但对于老年患者来说，可能由于严重的合并症、多药治疗、功能受限或器官功能下降而产生更多的毒性反应，这也是老年患者和那些有严重合并症的患者在临床试验中被排除在外的原因之一。这意味着这些研究的结果可能不适于应用到伴有严重合并症的老年患者中。接受强化治疗的局限期小细胞肺癌患者比例随着年龄的增长而下降，这与预期的毒性较大、患者预期寿命短或患者及其家属拒绝治疗有关。局限期小细胞肺癌患者的生存率随着年龄的增长而下降，其可能的推论有以下几种：由于合并症而增加死亡的风险，由于治疗并发症而增加死亡风险，或由于较不积极的治疗而死于癌症本身。此外，肺癌患者与吸烟相关，这意味着，与同龄的普通人群相比，他们更容易患上与吸烟相关的慢性阻塞性肺疾病（COPD）或心血管疾病，这种合并症也可能导致更高的病死率。因此，对于老年局限期小细胞肺癌患者治疗方案的研究对提高这部分患者的生存期和生活质量至关重要。

小细胞肺癌是一种对化疗非常敏感的肿瘤，即使是小剂量的化疗，通过化疗也可以看到症状的快速改善。因为老年患者可能更加重视在有限的生命中高质量的生活，所以，对于可接受化疗和（或）放疗患者的识别是至关重要的，包括那些能够耐受至少四个治疗周期化疗的患者，以及那些能够通过化疗获得相关症状缓解的患者。对于这些患者，如果基础状态良好，可尝试同步放化疗，如果基础状态较差，可尝试单纯化疗，甚至减小剂量的化疗以改善症状，延长生存期，以期在有限的预期寿命中得到相对较好的生活质量。

（二）广泛期小细胞肺癌的化疗

随着全球老龄化趋势日益明显，老年人小细胞肺癌的发病率和病死率也呈上升趋势，化疗是小细胞肺癌患者的主要治疗方案之一。在过去 30 年中，依托泊苷联合顺铂方案一直被认为是经典的一线标准化疗方案。然而，与非老年患者相比，老年患者的器官功能容易受损，尤其是肾功能和骨髓功能，加之顺铂的肾毒性、耳毒性、神经毒性、胃肠道毒性以及治疗诱导的耐药性，老年小细胞肺癌患者和有基础合并症的患者可能不能耐受以顺铂为基础的化疗方案。因此，大多数老年患者不适合顺铂化疗，卡铂可能是一个合适的替代方案。Rossi 等（2012）报道的荟萃分析显示，与含顺铂的化疗方案相比，含卡铂的化疗方案对小细胞肺癌患者的毒性更小，但疗效差异无统计学意义。70 岁以上接受顺铂联合依托泊苷治疗的小细胞肺癌患者出现致死性副反应发生率高达 10%。因此，我们推测使用卡铂为主的化疗方案治疗老年小细胞肺癌也许更合适。所以 NCCN 指南批准卡铂（CBP）可以替代顺铂联合依托泊作为小细胞肺癌的标准化疗方案，但由于卡铂对骨髓的抑制作用，以及顺铂与卡铂之间的交叉耐药程度较高，其临床应用和疗效也有限。洛铂（LBP）是第三代铂类抗癌药物，2005 年在中国上市被批准用于包括小细胞肺癌在内的多种癌症的治疗。多项临床研究表明，洛铂替代顺铂作为单一药物或联合依托泊苷和联合伊立替康对治疗小细胞肺癌患者有帮助，其不良反应发生率明显降低，且耐受性良好。药代动力学（PK）研究表明洛铂由肾小球上皮细胞以原态形式排泄到尿液中，游离铂清除率与肌酐清除率呈线性正相关（相关系数 $r=0.91$）。与洛铂治疗相关的血小板减少症评分的对数（1ogSF）与游离铂曲线下面积（AUC）呈线性正相关（相关系数 $r=0.72$）。这些发现进一步表明，洛铂相关的血小板减少是一个剂量依赖的副作用。因此，可以根据患者肌酐清除率（CCr）调整洛铂的初始剂量，并根据上一周期不良反应的严重程度调整后续洛铂的剂量，因此可以通过"剂量个体化"有效地预防血小板减少。从理论上讲，洛铂更适合老年小细胞肺癌患者。一项研究表明，洛铂在CCr>（60—80）mL/min的老年小细胞肺癌患者中化疗剂量为20mg/m²，在CCr>100mL/min的老年小细胞肺癌患者中化疗为30mg/m²，对于CCr≥60mL/min的老年（年龄≥65岁）小细胞肺癌患者来说，可从以洛铂为基础的化疗中获益。但需要进一步的研究来评估那些肾功能下降/受损（CCr<60mL/min）患者的洛铂使用剂量和疗效。

以往的临床试验表明，对于老年或体能状态评分较差的小细胞肺癌患者，双药联合化疗，包括减量或将总剂量分多次给药的顺铂联合依托泊苷，对这部分患者是安全有效的。随后，日本临床小组报告了一项Ⅲ期临床试验的结果，表明对于老年或体能状态评分较差的广泛期小细胞肺癌患者，除了依托泊苷联合卡铂外，将总剂量分多次给药的顺铂联合依托泊苷也是可选的治疗方案。此外，一项意大利的随机多中心Ⅱ期临床研究报道，在老年广泛期小细胞肺癌中，可以予标准剂量顺铂联合依托泊苷治疗，同时预防性给予粒细胞集落刺激因子来格司亭。

目前，对于小细胞肺癌老年患者尚无标准治疗，个体化治疗报道也较少。因此，积极评价并筛选适合老年患者的具有高效、低毒、无交叉耐药等特点的化疗药物及其制定个体化给药方案具有重要价值。在真实世界的研究中，化疗可以延长老年肺癌患者的生存期，且在临床实践中，相比于顺铂，临床医生似乎更倾向于应用副反应更小的含卡铂的化疗方案，另外，洛铂也是可选方案之一；对于老年患者，可以通过减少药物剂量、分多次给药或预防性给予相应药物来对抗副反应的发生；伊立替康可能是老年广泛期小细胞肺癌患者可选的化疗药物之一。

二、老年非小细胞肺癌的化疗

肺癌是癌症相关死亡的主要原因，其发病的风险随着年龄的增长而显著增加。非小细胞肺癌（non-small cell lung cancer，NSCLC）占肺癌患者的85%，大部分的非小细胞肺癌患者在确诊时已是晚期，对于无驱动基因突变的患者，化疗是其治疗的基础。肺癌患者确诊时的平均年龄为70岁，随着人口老龄化的加剧，非小细胞肺癌老年患者数量不断增加，已成为世界性的公共卫生问题。老年患者往往有吸烟和与年龄相关的多种合并症，即使是那些看起来器官功能正常的老年患者，接受化疗后出现严重毒副反应的发生率也很高，较多的基础疾病和老年综合征使对老年晚期非小细胞肺癌患者的治疗决策复杂化，因此越来越受到人们的关注。

老年晚期肺癌内科治疗中国专家共识（2022 版）推荐：老年晚期 NSCLC 患者接受化疗有临床获益，对于可以耐受化疗的老年患者，化疗优于最佳支持治疗。老年晚期 NSCLC 患者接受含铂双药化疗优于单药化疗，但需根据患者身体状况选择不同的化疗药物及治疗方案。

（一）非小细胞肺癌姑息性化疗药物的选择

非小细胞肺癌患者的姑息性化疗一直是研究的一个主要领域，对于接受姑息性化疗的患者，不仅要关注其生存期，而且其生活质量也是临床试验的一个重要终点。化疗被批准作为老年非小细胞肺癌患者的一种治疗方法。一些前瞻性试验已经明确证实了单药化疗对 70 岁以上高龄晚期非小细胞肺癌患者的疗效。

近年来，临床医生和研究者也致力于发现疗效更好、副作用更少的化疗药物并应用于老年非小细胞肺癌患者。白蛋白紫杉醇是一种蛋白结合制剂，旨在提高紫杉醇的治疗疗效，其最初被批准用于晚期乳腺癌的治疗。在一项晚期非小细胞肺癌的 Ⅲ 期随机对照试验中，与紫杉醇（200mg/m²）和卡铂（AUC=6）每 3 周一次相比，白蛋白紫杉醇（每周 100mg/m²）联合卡铂（AUC=6）治疗组的患者有更好的疗效，且安全可耐受，从而获得原国家食品药品监督管理总局的批准，用于治疗晚期非小细胞肺癌患者。之后 Socinski 等（Socinski et al., 2013 b）报道了白蛋白紫杉醇针对老年患者（n=156；占纳入人群的 15%）的亚组分析结果，结果显示与紫杉醇联合卡铂相比，白蛋白紫杉醇联合卡铂显著改善了患者的总生存期（中位 OS：19.9 个月 vs.10.4 个月；风险比：0.58；95%CI：0.39—0.88）。在白蛋白紫杉醇组的老年患者中，中性粒细胞减少（$P = 0.02$）、神经病变（$P = 0.001$）和关节痛（$P = 0.03$）的发生率明显减少，但贫血发生率较高（$P = 0.007$）。70 岁以上的老年患者中白蛋白紫杉醇治疗组具有更高的生活治疗问卷评分。基于此结果，对于老年患者来说，与紫杉醇相比，白蛋白紫杉醇可能是更好的选择。

（二）同步放化疗药物的选择

约30%的非小细胞肺癌患者在发病时处于Ⅲ期，Ⅲ期非小细胞肺癌的治疗是基于一系列临床试验，但一般纳入的都是年轻患者。对于局部晚期且不能手术的非小细胞肺癌患者，最初采用单纯放射治疗，其长期生存率只有5%；为了提高疾病控制率和生存率，后来出现了序贯放化疗，直至同步放化疗。随着治疗强度的升级，总生存期也有所提高，但治疗相关的毒副作用发生率和病死率也相应提高。而在老年患者中，对于治疗疗效和副作用的权衡常常更加具有挑战性。具有里程碑意义的Ⅲ期临床试验 RTOG 9410 研究将不可切除的Ⅱ期或Ⅲ期非小细胞肺癌患者随机分为2组，一组接受同步放化疗，化疗方案为顺铂联合依托泊苷或长春新碱；另一组接受序贯化放疗，化疗方案为顺铂联合长春新碱，结果表明同步治疗组的5年总体生存率明显高于序贯治疗组（16%和13%vs.10%，$P = 0.046$）。但这项研究中患者的平均年龄为61岁。随后，一项对6个随机对照临床试验进行的荟萃分析证实，序贯化放疗和同步放化疗的5年生存率分别是10.6%和15.1%（危险比 =0.84；95% CI：0.74—0.95，$P = 0.004$），同步放化疗的局部区域进展显著减少，但远处进展差异无统计学意义。然而，同步放化疗的副作用更大，特别是3级以上急性食管炎的发生率显著高于序贯治疗的患者（18% vs.4%，$P<0.001$），但放射性肺炎发生率相似。因此，对于体能状态评分良好的患者，化疗和放疗联合治疗（同步或序贯）的疗效优于单纯放疗，同步化疗和放疗是标准治疗，具有更好的治疗疗效；但目前还不太清楚的是，对基础状态较差的局限期老年非小细胞肺癌患者进行积极治疗的获益风险比。

有治疗组的亚组分析表明，接受同步放化疗的老年患者具有相似的5年生存率（14.7%）和不良反应发生率（食管炎：18.6%）；同样，同步放化疗的血液学毒性（85.3%）明显高于单独放疗（5.4%）的患者。多项对接受同步放化疗的老年（年龄≥70岁）非小细胞肺癌Ⅲ期患者的预后分析表明，与年轻患者相比，老年患者接受同步放化疗疗效相似，但副反应（血液学和肺炎）发生率更高。然而，Stinchcombe 等分析了 1990 年至 2012 年间进行的 16 项临床试验的患者数据，评估了老年 Ⅲ A/B 期非小细胞肺癌患者接受同步放化疗的疗效和安全性，结果表明与年轻患者相比，年龄 ≥ 70 岁的患者生存期缩短，且 3 级以上不良反应发生率增加。

老年患者可以酌情缩短同步放化疗的疗程，或对基础状态较差的老年患者可每周使用单药卡铂作联合放疗。

由于同步放化疗相关的毒副作用，对局部晚期、不能手术的老年非小细胞肺癌患者的治疗决策通常具有挑战性。现有的证据表明，同时进行放化疗对老年患者的生存有好处，因此，对于精心挑选的、可能耐受并愿意接受毒性风险的健康老年患者，应保留这种选择。然而，对于年老体弱而无法接受标准治疗方案的患者，可选择使用放射增敏剂量的铂剂或耐受性更好的药物，以提高耐受性。另一种选择是，序贯放化疗可以避免重叠的毒性，这也可能有助于提高耐受性。虽然单独的放射治疗可能对长期生存或治愈几乎没有影响，而且还可导致放疗相关毒性反应（如放射性肺炎、放射性食管炎），但仍有研究显示，对于不适合同步放化疗的患者，它能改善这部分患者的症状，并有部分生存获益。

第三节　肺癌的靶向治疗

一、表皮生长因子酪氨酸激酶抑制剂

表皮生长因子酪氨酸激酶抑制剂 EGFR-TKIs 是一类针对酪氨酸激酶的小分子，对生长因子信号传导和多种正常细胞调节过程发挥重要作用。活化形式的酪氨酸激酶可以增加肿瘤细胞的增殖和生长，诱导抗凋亡，以及促进血管生成和转移。

EGFR 是由 EGF 和 TNF-α 激活的跨膜酪氨酸激酶受体 ErbB 家族的成员，

是 NSCLC 治疗的靶点。有多种阻断 EGFR 信号通路的策略，如将单克隆抗体结合其胞外结构域，或将 EGFR-TKIs 与其胞内结构域结合，例如吉非替尼、厄洛替尼或阿法替尼。对于具有 EGFR 基因突变的晚期 NSCLC，这些新型药物显示出突出的疗效和较好的安全性。尽管老年患者的数据有限，但 EGFR-TKIs 被认为是老年晚期 EGFR 阳性肺癌的标准治疗。

二、吉非替尼

吉非替尼是一种口服 EGFR-TKI，已进行过大量临床研究，在发现 EGFR 基因突变具有很强的预测作用之后被广泛用于 NSCLC 的治疗。吉非替尼已在欧洲获批用于肿瘤表达 EGFR 外显子 19 缺失或外显子 21（L858R）突变的转移性 NSCLC 患者的一线治疗。研究同时也证实了吉非替尼在白人患者中的有效性和安全性。65 岁以上的患者占整个研究人群的 50.9%，而 75 岁以上的患者占 24.5%。客观缓解率（ORR）69.8%，65 岁或以上的患者的客观缓解率高于年轻患者（分别为 74.5% 和 65.5%）。一项在 75 岁或以上患者中进行的回顾性试验显示，总缓解率和疾病控制率分别为 61.2% 和 83.8%，中位无进展生存期（PFS）和总生存期（OS）分别为 13.2 和 19.0 个月。常见不良反应为皮疹、腹泻和肝功能障碍，皮疹（3.2%）和谷丙转氨酶或谷草转氨酶水平升高为 3 级或 4 级毒性，并且因药物相关的肝功能障碍、肺炎和腹泻停止治疗。

三、厄洛替尼

厄洛替尼是另一种具有口服活性、选择性和可逆性的 EGFR-TKI，对 ECOG 0-3 的晚期 NSCLC 治疗，厄洛替尼表现出优越的疗效和良好的耐受性。

OPTIMAL Ⅲ期研究首次比较了厄洛替尼与标准化疗的有效性和安全性。患者接受厄洛替尼或最多 4 个周期的卡铂联合吉西他滨治疗。厄洛替尼组和卡铂联合吉西他滨组的 PFS 分别为 13.1 个月和 4.6 个月（HR=0.16; $P < 0.001$），3 级或 4 级不良反应，化疗组高于厄洛替尼治疗组（分别为 65% 和 17%），尤其是血液学毒性。在这项试验中，65 岁或以上患者在厄洛替尼组中占 23%，在化疗组中占 29%。在亚组分析中，厄洛替尼似乎在 65 岁或以上患者中具有更大

的获益。EURTAC 是首个在欧洲 EGFR 突变阳性的 NSCLC 患者中评价厄洛替尼与标准化疗一线治疗的试验。患者随机接受厄洛替尼或顺铂（卡铂）联合多西他赛或吉西他滨化疗；接受厄洛替尼治疗的 PFS 为 9.7 个月，而化疗组 PFS 为 5.2 个月，HR=0.37；$P < 0.000\,1$。这项试验中的患者的中位年龄为 65 岁（范围 24—82 岁）。这项试验中，与年轻患者相比，厄洛替尼似乎给 65 岁以上患者带来了更大的获益，且毒性可接受。

在一项评价厄洛替尼与安慰剂一线治疗的试验中入组了因 PS 较差或多种合并疾病而不适合进行标准化疗的 NSCLC 患者。在这项研究中，患者的中位年龄为 77 岁（厄洛替尼组为 72—82 岁，安慰剂组为 72—81 岁）。在厄洛替尼组中，ECOGPS 为 2 和 3 的患者分别为 55% 和 29%。安慰剂组的比例也相似。两组的中位 OS 无差异（厄洛替尼 3.7 个月 vs. 安慰剂 3.6 个月；未校正 HR=0.94；$P = 0.46$）。

老年患者会发生更多的急性毒性，这很有可能是由于厄洛替尼的药代动力学改变导致的。在一项单中心前瞻性临床药理学研究中发现 75 岁以上患者中的厄洛替尼平均浓度高出 1.5 倍，而 80 岁以上患者中的厄洛替尼平均浓度甚至翻倍。75 岁以上患者的体重减轻可能解释了厄洛替尼在老年人中的药代动力学和过度的急性毒性。

四、阿法替尼

阿法替尼是一种具有选择性、口服生物可利用性的第二代 TKI，其不可逆的阻断来自 EGFR（EGFR/ErbB1）、人表皮生长因子受体 2（HER2/ErbB2）和 ErbB4 的信号传导。它具有抗 EGFR 突变的广谱临床前活性。阿法替尼已获批用于肿瘤 EGFR 外显子 19 缺失或外显子 21（L858R）替换突变的转移性 NSCLC 患者的治疗。两项Ⅲ期试验分别评估了阿法替尼与标准化疗方案（顺铂联合培美曲塞，和顺铂联合吉西他滨）相比在晚期或转移性 EGFR 突变阳性的 NSCLC 患者一线治疗中的有效性。

一项日本对 10 例中位年龄为 76 岁的低 PS（2 或 3）、表达 EGFR 突变的晚期难治性肺腺癌患者接受阿法替尼的有效性和耐受性进行回顾性研究。患者既往接受了包括吉非替尼和（或）厄洛替尼和化疗多种治疗（中位数3线），阿法替尼以 20 或 30mg/d 的起始剂量给药，随后剂量增加 10mg，直至最大剂量 40mg/d。所有患者均接受了至少 30mg/d 的阿法替尼，其中 8 例患者未接受 40mg/d 的剂量，患者因 2 级腹泻或临床决定拒绝接受。1 例患者经历 ILD 并停用阿法替尼。总体 ORR 为 11%，中位 PFS 为 3.6 个月，中位 OS 为 5.8 个月，5 例病例的 PS 评分改善。还有一篇报告了 1 例阿法替尼用于治疗慢性肾病老年患者的病例，起始剂量为 20mg/d。9 个月后，患者仍在接受治疗，达到部分缓解。阿法替尼治疗未进一步损害肾功能，并且未发生其他严重毒性。

五、第三代抗 EGFR-TKI

众所周知，对第一代 EGFR-TKI 治疗的最常见生物耐药形式是 EGFR 基因 20 外显子 T790M 突变，在接受 EGFR-TKIs 后发生疾病进展的患者中有 50%—60% 存在这种突变。也有报告发现治疗前有 EGFR T790M 突变作为次要克隆与其他 EGFR 激活突变同时存在。第二代 EGFR-TKI 最初被开发作为不可逆的 EGFR 抑制剂，希望对 EGFRT790M 介导的耐药达到更高的效力。第二代 EGFR-TKI 未能克服 T790M 耐药性很可能与其强效的非突变型 EGFR 选择性（因皮肤和胃肠系统毒性而限制了最大耐受剂量）有关。多种第三代 EGFR-TKI 目前正在临床试验和开发中，例如非常有前景的奥希替尼或 BI 1482694/HM 61713 和 ASP 8273。

六、奥希替尼

奥希替尼是首个获得批准用于治疗 EGFR T790M 突变 NSCLC 的第三代 EGFR-TKI。它是一种具有选择性的口服 EGFR-TKI。奥希替尼通过与 C797 氨基酸共价键不可逆地结合，在体外临床相关浓度下，也能抑制 ErbB2、Erb3、ErbB4、ACK1 和 BLK 的活性。

在 AURA2 试验，奥希替尼治疗 EGFR T790M 阳性的局部晚期或转移性 EGFR-TKI 治疗后疾病进展的成人和老年患者（范围 35—88 岁；中位年龄 64 岁）NSCLC。70% 的患者达到了客观缓解（分别为完全缓解 3%，部分缓解

67%），并且在本研究中观察到的大部分客观缓解在所有亚组中都是一致的，包括 65 岁或以上的患者（其中 70% 达到了客观缓解）。最常见的 3 级和 4 级 AE 为肺栓塞（3% 的患者）、心电图 QT 间期延长和中性粒细胞减少症（各 2% 的患者）、贫血、呼吸困难、低钠血症、谷丙转氨酶升高和血小板减少症（各 1% 的患者）。25% 的患者报告了严重 AE，并且报告了 7 例死亡，但只有 1 例死亡被定义为可能与治疗相关。

在一线 EGFR–TKI 治疗后进展的 EGFR T790M 阳性肺癌患者中检验了奥希替尼与铂类联合培美曲塞相比的有效性。奥希替尼的 PFS 显著长于化疗（分别为 10.1 和 4.4 个月；HR=0.30；$P < 0.001$），并且 ORR 也是如此（分别为 71% 和 31%；比值比 5.39，$P < 0.001$）。奥希替尼的获益在所有亚组中均得以维持，并且中枢神经系统转移患者的 PFS 持续时间也更长。

七、ALK 抑制剂

间变性淋巴瘤激酶（ALK）是一种跨膜受体酪氨酸激酶，属于胰岛素受体超家族。ALK 参与胚胎神经系统的发育，但出生后其表达减少。近二十种不同的 ALK 融合蛋白已被描述为是各种染色体重排的结果，并与多种疾病的发病机制有关，包括间变性大细胞淋巴瘤、弥漫性大 B 细胞淋巴瘤和炎性肌纤维母细胞瘤。

NSCLC 患者中约 6.7% 可以检测到 ALK 重排与棘皮动物微管相关蛋白 4（EML4），与携带表皮生长因子受体基因突变的患者不同。这种重排产生了具有致癌活性的框内融合蛋白。来自 ALK 融合蛋白的下游信号涉及 Ras–Raf–MEK–ERK1/2 细胞增殖模块和 JAK–STAT 细胞存活途径。其中 EMIA–ALK 融合基因占 NSCLC 的 3%—5%，并且大部分病例为腺癌。

八、克唑替尼

克唑替尼是 ALK、MET 和 ROS1 激酶的口服小分子酪氨酸激酶抑制剂。PROFILE 1007 研究中，在一线铂类化疗后进展的局部晚期或转移性 ALK 阳性肺癌患者中克唑替尼疗效优于标准化疗。在安全性分析的所有患者中，65 岁或以上老年患者的数量为 50 例（分别为克唑替尼组 27 例，化疗组 23 例）。老年组与非老年组的 PFS 无显著差异（HR=0.54；95% CI：0.27—1.08）。

一项国际多中心研究评估了克唑替尼对老年人与非老年人群（<65vs. ≥ 65岁）的毒性特征，回顾性分析了三项研究的数据：PROFILE 1001（Ⅰ期，初治或治疗前患者）、PROFLLE 1005（Ⅱ期，治疗前患者）和 PROFILE 1007。总体样本包括 1255 例患者，其中 199 例（16%）年龄 ≥ 65 岁。与克唑替尼治疗相关的Ⅲ级不良事件包括视力障碍、腹泻、外周水肿和呕吐。年龄 ≥ 65 岁的患者的百分比高于年龄 <65 岁的患者（15%vs.7%），但该差异无统计学意义。

九、色瑞替尼和阿来替尼

大约 1/3 的 ALK 重排 NSCLC 患者由于 ALK 酪氨酸激酶结构域内的获得性突变或 ALK 融合基因扩增而复发。在其余耐药病例中，ALK 融合基因未变，并且已有多种耐药机制的报道。

色瑞替尼是一种高效、选择性 ATP 竞争性 ALK 抑制剂。它还抑制其他酪氨酸激酶受体，例如胰岛素样生长因子 1（IGF1）和胰岛素受体，并且在较高浓度下抑制 ROS1。色瑞替尼获批用于治疗不耐受克唑替尼或在克唑替尼治疗期间疾病进展的转移性 ALK 阳性 NSCLC 患者；一项Ⅱ期临床试验证明了显著的抗肿瘤疗效（ORR 为 54.6%；中位缓解持续时间为 7.4 个月）。

阿来替尼是一种高选择性 ALK 抑制剂，获批用于治疗克唑替尼治疗后疾病恶化或不耐受克唑替尼治疗的晚期（转移性）ALK 阳性 NSCLC 患者，阿来替尼具有高度活性，ORR 为 93.5%。最常见 AE 为味觉障碍（30% 的患者）、谷草转氨酶和血胆红素升高（各 28%）、血肌酐升高和皮疹（各 26%）、便秘（24%）和谷丙转氨酶升高（22%）。胃肠系统毒性作用轻度：恶心（13% 的患者）、腹泻（4%）和呕吐（2%）。

克唑替尼在老年患者中应用的了解也来源于大型试验的回顾性或亚组分析。疗效在老年与非老年患者之间相似，但 65 岁以上患者的 AE 发生率较高，但差异无统计学意义。考虑到这些药物的靶向突变通常在年轻患者中更为常见，并且携带这种突变的 NSCLC 发病率在全球范围内较低。

在不久的将来，需要进一步研究来评价老年患者靶向治疗的活性。在前瞻性临床试验中纳入更多的老年人，以便更好地确定有助于治疗决策的因素。

在未来几年，越来越多的 NSCLC 患者是老年人，EGFR 或 ALK 抑制剂治疗将越来越具有吸引力。关于这些分子的有效性和安全性的前瞻性临床试验应更大程度上针对老年患者。但是，考虑到这些药物的靶向突变通常在年轻患者中更为常见，并且携带 ALK 易位的 NSCLC 发病率在全球范围内较低，开展关于新型 ALK 抑制剂的临床试验可能更困难。

第四节　肺癌的手术治疗

随着老年人口的增加，老年患者进行手术的情况也逐步增多；老年患者的许多疾病如肿瘤、髋部骨折、严重骨关节炎等，其首选治疗仍是手术。对于肺癌，在疾病早期进行手术切除病灶，仍是治疗的首选。本节主要围绕围术期的风险评估、干预以及其他围术期常见的内科及老年问题进行阐述。

一、手术决策的制订

老年患者手术发生不良事件的风险较高，美国的数据显示，有 31.9% 的老年人在其死亡前的 1 年之内进行过手术，因此对于老年人的手术不应只考虑疾病本身的因素，在衡量手术获益方面，除了考虑传统的疾病结局之外，也需要考虑老年患者的预期寿命、功能状态、生活质量等方面的因素。

老年患者的脏器功能衰退、患有多种慢性疾病、药物代谢方面的改变、生理储备减少、衰弱等多方面问题，均会增加手术的风险，患者能否安全地进行手术，手术后患者是否能够恢复，手术对其生活质量影响如何，患者有多大的可能性因为手术本身的并发症而危及生命，均需要在术前予以考虑。因而，在做出肺癌手术的决策时，也应从全人考虑，不能只看肿瘤能否切除或只关注近期疗效，而更要考量患者的预期生存期、有无共病；是否获益要看远期结局，是否延长了患者的健康预期寿命、可以维持患者术前的功能状态，避免手术带来生活依赖和生活质量下降。对于老年患者的多方面问题，需要包括内科／老年科在内的多学科团队来进行个体化的评估和管理。

二、术前评估及管理

老年患者进行术前评估，其目的是发现潜在的风险，并通过积极的干预来尽量减少其发生不良事件的风险。对于很多稳定的慢性情况，过多的评估干预并不能改善慢性病情况，反而增加术前的等候时间，而对于肺癌的手术常常不能长时间等待，因此，诸如稳定的冠心病、慢性代偿性的心力衰竭、控制良好的房颤、慢性肾功能不全等，一般不需要去做特殊的术前检查来评估慢性病本身的情况。特殊的术前检查，只有当该检查结果可能会对手术策略有影响时，才需要考虑进行。

美国老年医学学会（American Geriatrics Society，AGS）和美国外科医生协会（American College of Surgeons，ACS）在 2012 年联合颁布了老年手术患者最佳术前评估的专家指导意见（practice guideline），强调对于老年手术患者的术前评估应涵盖更多方面。

（一）非心脏手术心血管风险评估及处理流程

欧洲心血管病协会（European Society of Cardiology，ESC）及美国心脏病／心脏协会（American College of Cardiology/American Heart Association，ACC/AHA），均颁布了术前心脏评估的指南，可指导老年患者术前的心脏评估及干预。相关指南均通过心脏疾病、活动耐量、手术风险、心血管风险因素等来综合评判风险、制订干预策略。

（二）呼吸系统风险评估及处理

肺癌手术为胸腔手术，更容易发生术后呼吸系统的并发症。容易发生术后肺部并发症的个体危险因素包括：COPD、健康状况较差、日常生活不能自理、心功能不全、肥胖、目前仍在吸烟、谵妄、体重减轻、酗酒、吞咽障碍等。

可采取的预防措施包括：术前戒烟，术前采用诱导型肺计量器锻炼呼吸肌，并学会呼吸控制和咳嗽的技巧；尤其是肺癌术后，可能胸廓活动受限制，咳嗽需要通过收缩腹肌进行，应在术前进行练习；如术前有肺内分泌物，可进行胸部理疗、适当咳嗽、体位引流、拍背、雾化、祛痰等，以清除肺内分泌物。

（三）其他内科方面的评估

（1）肾老年人血肌酐水平不能反映老年人的真实肾功能；应使用Cockcroft-Gault公式来估算肌酐清除率（CCr）；决定药物剂量。虽然计算肾功能的公式很多，也有通过eGFR来评价肾功能的。但目前药物剂量调整，大多依据CCr来制定，故在调整药物剂量时，仍建议以CCr为标准。

（2）内分泌系统，糖尿病患者口服降糖药物应注意进食情况，应根据患者进食量的变化随时调整药物剂量，以避免低血糖；围术期应监测血糖情况，在患者不能经口进食时临时予胰岛素控制血糖。对于肾上腺皮质功能低下或长期服用激素的患者，围术期应临时补充"应激"剂量的激素。

（3）消化系统有消化道出血或溃疡病史的患者，应警惕应激性溃疡引起出血的风险；可预防性使用抑酸药或胃黏膜保护剂。

（4）血栓风险肿瘤患者本身就有高凝倾向，应注意患者是否有卧床少动或制动的情况，是否有脱水，以及其他高凝倾向；建议进行下肢的主动及被动活动，以预防血栓。

（四）老年综合征方面的评估与干预

（1）营养状态。可采用NRS 2002发现营养风险予以干预。有营养风险或者已经发生术前营养不良者（NRS 2002 ≥ 3分），优先考虑口服营养制剂（Oral Nutritional Supplement，ONS）。如果患者进食较差且时间较长（超过5天），在营养干预的初始阶段应警惕再喂养综合征（Refeeding Syndrome）。

（2）谵妄。识别发生术后谵妄的风险因素，包括认知和行为的异常（认知功能下降、痴呆、疼痛、抑郁、酗酒、睡眠剥夺）、疾病相关（包括共病或严重的疾病、肾功能不全、贫血、低氧）、代谢相关（营养不良、脱水、电解质紊乱）、功能障碍（包括失能、活动受限、视力或听力的损害）以及药物因素（多重用药并使用精神类药物，如苯二氮卓类、抗胆碱能药物、抗组胺药物）、年龄因素（≥ 70 岁）、尿潴留、便秘、使用导尿管等。AGS 新发布的术后谵妄干预指南，更强调通过多学科的团队、采取综合的干预措施来预防谵妄的发生。

（3）抑郁。可通过 GDS、PHQ-9、HAD、SDS 等抑郁筛查工具进行筛查。对于发现的抑郁状态，予以干预。

（4）痴呆。很多老年患者存在认知功能下降或早期痴呆，在手术住院前没有被发现。应询问家属患者日常生活状态有无异常，可采用 Mini-Cog 或 MMSE 等筛查工具。对于可疑痴呆的患者应采取预防谵妄的措施。

（5）药物。老年患者往往有多重用药（用药数量 ≥ 5 种），术前对应对全部用药进行核查，纠正或择期纠正不合理用药。应考虑常用的止痛药物（NSAIDS 或阿片类）与现有药物之间可能的不良反应。许多植物药物制剂可增加手术出血风险，如银杏叶、姜、蒜、人参、圣约翰草等的制剂，应在术前停用。5- 羟色胺再摄取抑制剂（SSRIs）也可增加手术出血风险，但并不建议术前停用该类药物，除非常规药物核查发现并不需要该类药物治疗。

（6）衰弱（frailty）。反映了老年患者对抗应激能力的下降，也属于老年综合征的范畴。近年的研究显示，衰弱的老年患者，围术期更容易发生各种不良临床事件（如心脑血管意外、感染、血栓、谵妄等），衰弱是手术不良并发症的独立风险因素。目前常用的衰弱评估方法，包括 FRALL 问卷、CFS 评分等，可方便临床快速筛查出可能有衰弱的老年患者。应在术前识别出衰弱的老年患者，充分评估患者是否能够通过手术获益；如决定手术，则需充分交代风险，并通过多学科团队采取综合措施来干预潜在的问题，预防可能的不良事件。

三、术后的评估管理

老年患者术后的管理同样遵循老年医学的全人、个体化、团队的干预模式。其目标是预防和早期发现并干预潜在的临床问题，促进功能的恢复，尽量维持老年患者的生活质量。

（一）术后的内科问题

（1）心血管。对于有心血管风险的患者，术后止痛可能会掩盖心肌缺血的症状，对高风险病人应监测心电图或心肌酶的情况，早期发现可能存在的心肌缺血。老年患者应注意避免血压骤降引起脏器供血相对不足，对于衰弱的老年人可允许血压偏高、容量略多，以保证脏器灌注。

老年患者同时也有心脏储备功能下降，心肌缺血、心律失常、术后肺部感染和容量过多也可诱发心力衰竭，所以应准确记录并监测每日出入量，并及时根据情况进行调整。很多老年患者术后胸闷的主诉，有时难以单从症状判断是手术本身的反应、肺部感染，还是心衰等问题，可通过心电图、BNP 检测、血常规、胸片等检查协助判断。

（2）糖尿病。糖尿病患者术后应密切监测血糖，临时静滴或皮下注射胰岛素控制血糖，直到患者可以正常进食再逐步恢复术前的降糖治疗。除 ICU 患者外，允许老年患者在术后血糖稍高。

（3）血栓预防。肺栓塞后果严重，应予以警惕。术后早期让患者下地活动较为重要，对于老年患者难以在术后早期活动的，可考虑进行腿部按摩，或鼓励患者进行收缩小腿肌肉的运动。

（二）疼痛控制

疼痛控制不佳，可诱发谵妄，也会影响老年患者的康复活动；应定期使用疼痛评分来了解术后的疼痛情况，予以及时干预；使用阿片类止痛药物，应提前使用药物预防便秘。

患者自控镇痛（patient-controlled analgesia，PCA）是目前常用的术后止痛方式，但是老年患者可能存在没有正确使用 PCA 的情况，需要引起注意、加强宣教；国外调查显示，有 38% 的老年患者不知道正确的用药频率，86% 的老年患者使用 PCA 的频率小于正常频率的 1/4。然而对于老年患者，使用止痛药物同样应注意避免过度，过度使用止痛药物、过度抑制，会使老年患者活动减少，影响正常睡眠节律，增加谵妄和感染的风险，尤其是有衰弱或谵妄风险的老年人，应注意观察这部分老年患者的精神状态，避免用药过度。

（三）预防 / 治疗谵妄

除前文所述的识别危险因素、多学科团队综合干预外，对于医务人员的教育、慎用相关的药物、优化疼痛控制等也是推荐的防治手段；对于谵妄而言，预防措施同样有治疗效果，治疗谵妄，应以干预诱因为主；而对于谵妄本身的症状，非药物的干预应优先考虑，只有当谵妄症状影响到患者或他人的安全时，才考虑使用精神类药物来控制谵妄症状。

（四）医疗的连续性

老年患者有共病，身体机能下降，在术后的较长时间内可处于脆弱的状态，需要持续的医疗、康复、营养等多方面的管理，以避免发生不良事件、避免再住院。而且，肺癌术后，常需要后续的治疗跟进，因此，在老年患者术后出院时，应考虑其后续医疗的连贯性，予以相应的安排指导，以获得更好的医疗效果。

第五节　肺癌的中医治疗

一、老年肺癌的单纯中医辨证施治

单纯中医辨证施治可以用于不适合或不接受手术、放疗、化疗、分子靶向治疗的肺癌患者，采用单纯中医治疗，发挥控制肿瘤、稳定病情、提高生存质量、延长生存期的作用。

（一）辨证要点

1. 辨证候虚实

肺癌的发生多与肺气不足，痰湿瘀血交阳有关。肺癌早期，多见气滞血瘀，痰湿毒蕴之证，以邪实为主；肺癌晚期，多见阴虚毒热，气阴两虚之证，以正虚为主。而临床上由于老年肺癌患者气血阴阳及脏腑功能渐虚，多见病情复杂，虚实互见。

2. 辨邪正盛衰

肺癌是高度恶性的肿瘤，发展快，变化速。辨明邪正盛衰，是把握扶正祛邪治则和合理遣方用药的关键。一般说来，肺部癌瘤及症状明显，但患者形体尚丰，生活、体力、活动、饮食等尚未受影响，此时多为邪气盛而正气尚充实，正邪可交争之时；如肺部癌肿广泛侵犯或多处转移，全身情况较差，消瘦、疲乏、衰弱、食少，生活自理能力明显下降，症状复杂多变，多为邪毒内盛而正气明显不足的正虚邪实者。

（二）治疗原则

扶正祛邪、标本兼治是治疗肺癌的基本原则。本病整体属虚，局部属实，正虚为本，邪实为标。肺癌早期，以邪实为主，治当行气活血、化瘀软坚和清热化痰、利湿解毒；肺癌晚期，以正虚为主，治宜扶正祛邪，分别采用养阴清热、解毒散结及益气养阴、清化痰热等法。临床还应根据虚实互见，和每个患者的具体情况，按标本缓急恰当处理。由于肺瘤患者正气内虚，抗癌能力低下，虚损情况突出，故在治疗中要始终注意维护正气，顾护胃气，把扶正抗癌的原则贯穿肺癌治疗的全过程。

（三）分型论治

1. 肺脾气虚

【临床表现】咳喘不止，短气乏力，痰多稀白，食欲不振，腹胀便溏，声低懒言，舌淡苔白，脉细弱。

【中医治则】健脾补肺，益气化痰。

【中药方剂】六君子汤（明·虞抟《医学正传》）加减。

【药物组成】党参、白术、茯苓、清半夏、陈皮、炙甘草。

【辨证加减】气虚甚者，加黄芪；痰湿盛者，加生薏苡仁、川贝、炒莱菔子；咳嗽气喘，加杏仁、桔梗；肾气虚者，加蛤蚧、五味子、枸杞子。

2. 痰湿瘀阻

【临床表现】咳嗽痰多，质黏色白易咯出，胸闷，甚则气喘痰鸣，舌淡苔白腻，脉滑。或走窜疼痛，急躁易怒，胸部刺痛拒按，舌质紫黯或见瘀斑，脉涩。

【中医治则】化痰祛湿，化瘀散结。

【中药方剂】二陈汤（宋·陈师文等《太平惠民和剂局方》）合三仁汤（清·吴鞠通《温病条辨》）加减。

【药物组成】①二陈汤：陈皮、半夏、茯苓、炙甘草、乌梅、生姜。②三仁汤：杏仁、半夏、滑石、生薏苡仁、通草、白蔻仁、竹叶、厚朴。

【辨证加减】痰热盛者，加瓜蒌、黄芩、鱼腥草；瘀阻胸痛者，加柴胡、枳壳、郁金。

3. 热毒壅肺

【临床表现】咳嗽咳痰，气急胸痛，便秘口干，舌红，苔黄，脉滑或弦。

【中医治则】清热解毒，泄肺化痰。

【中药方剂】千金苇茎汤（唐·孙思邈《备急千金要方》）加减

【药物组成】苇茎、薏苡仁、桃仁、冬瓜皮。

【辨证加减】若咳痰黄稠不利，加射干、瓜蒌、贝母；内热甚，加黄芩、栀子、知母之类；胸满而痛，转侧不利者，加乳香、没药、郁金；烦渴者，加生石膏、天花粉。

4. 气阴两虚

【临床表现】干咳少痰，咳声低弱，痰中带血，气短喘促，神疲乏力，恶风，自汗或盗汗，口干欲饮；舌质淡红，有齿印，苔薄白，脉细弱，或缓。

【中医治则】益气养阴。

【中药方剂】生脉散（金·张元素《医学启源》）合沙参麦冬汤（清·吴鞠通《温病条辨》）加减。

【药物组成】①生脉散：人参、麦冬、五味子。②沙参麦冬汤：沙参、玉竹、麦冬、天花粉、扁豆、桑叶、生甘草。

【辨证加减】咳嗽重者，加杏仁、桔梗、贝母；阴虚发热者，加银柴胡、地骨皮、知母；痰中带血，加生地、藕节、蒲黄；气短气喘，加黄芪、人参、白术。

（四）老年肺癌常用中成药治疗

1. 扶正类

（1）口服制剂

①贞芪扶正胶囊／颗粒：女贞子、黄芪等组成。补气养阴，用于久病虚损，气阴不足。配合手术、放化疗，促进正常功能的恢复。1次6粒，1日2次。

②参一胶囊：由人参皂苷Rg3制成。补益气血，适用于配合化疗及术后治疗。1次2粒，1日2次。1个月为1个疗程。

③健脾益肾颗粒：主要成分为党参、枸杞子、女贞子、白术、菟丝子、补骨脂（盐灸）。健脾益肾。用于减轻肿瘤患者术后放、化疗副作用，提高机体免疫功能以及脾肾虚弱所引起的疾病。1次1袋，1日2次。

④金水宝胶囊／片：为发酵虫草菌粉。补益肺肾。1次3粒，1日3次。或1次4片，1日3次。

⑤百令胶囊：为发酵虫草菌粉。补肺肾，益精气。1次2—6粒，1日3次。8周为1疗程。

（2）注射液

①参芪扶正注射液：由党参、黄芪提取。益气扶正，促进机体功能恢复，缓解气虚症状。静脉滴注，1次250mL，1日1次，疗程21天；与化疗合用，在化疗前3天开始使用，疗程可与化疗同步结束。

②黄芪注射液：主要成分为黄芪。益气养元，扶正祛邪，养心通脉，健脾利湿。1次10—20mL加入5%或10%葡萄糖注射液250—500mL稀释后静脉滴注，1日1次。

2. 祛邪类

（1）口服制剂

①消癌平滴丸／片：主要成分为通关藤。抗癌，消炎，平喘。用于肺癌，亦可配合放化疗及术后治疗。并可用于慢性气管炎和支气管哮喘。每次8—10丸或8—10片，1日3次。

②榄香烯口服乳：莪术提取物。行气活血，消积。1次20mL，1日3次。

连服 4—8 周为 1 个疗程。高热患者禁用。出血倾向者慎用。

（2）注射液

①榄香烯注射液：提取莪术中的莪术油而制成，1 支 200mg/20mL。行气活血，消积。用于恶性胸腹水或肺癌的治疗。400—600mg 加入 5% 葡萄糖注射液或生理盐水 500mL 中静滴，1 日 1 次，15 次为 1 个疗程。

②华蟾素注射液：由中华大蟾蜍中的提取物制成。活血化瘀，消肿散结。每次 20mL 加入 5% 葡萄糖注射液或生理盐水 500mL 中静滴，1 日 1 次，21 天为 1 个疗程。

③消癌平注射液：通关藤提取物。清热解毒，化痰软坚。可用于肺癌，并可配合放、化疗的辅助治疗。每次 20—100mL 加入 5% 或 10% 葡萄糖注射液滴注，1 日 1 次，15 天为 1 个疗程。

④鸦胆子油注射液：由鸦胆子提取出的油乳制成（每支 10mL）。清热燥湿。用于肺癌脑转移的治疗。每次 10—30mL 加入生理盐水 250mL 中稀释后静脉滴注，1 日 1 次，10 天为 1 个疗程。

⑤复方苦参注射液：主要成分为苦参、白土苓。清热利湿，凉血解毒，散结止痛。用于肺癌疼痛、出血及辅助放化疗。每次 20mL 加入氯化钠注射液 200mL，1 日 1 次。用药总量 200mL 为 1 个疗程，可连续使用 2—3 个疗程。

3. 扶正祛邪类

（1）口服制剂

①金复康口服液：由黄芪、北沙参、天冬、麦冬、女贞子、葫芦巴、石上柏、石见穿、山萸肉、绞股蓝、淫羊藿、重楼等组成。益气养阴，补益肝肾，清热解毒。用于治疗原发性非小细胞肺癌气阴两虚型不适合手术、放疗、化疗的患者，或与化疗并用可提高化疗效果，改善免疫功能，减轻化疗引起的白细胞下降等副作用。口服，每次 30mL，1 日 3 次，30 天为 1 个疗程，可连续使用 2 个疗程以上，或遵医嘱。

②复方斑蝥胶囊：由斑蝥、人参、黄芪、刺五加、三棱、半枝莲、莪术、山茱萸、女贞子、熊胆粉、甘草组成。破血消瘀，攻毒蚀疮。每次 3 粒，1 日

2 次。

③平消胶囊：由郁金、白矾、火硝、五灵脂、干漆、枳壳、马钱子、仙鹤草等组成。活血化瘀，软坚破积。用法用量：口服，每次 4—8 粒，1 日 3 次。

④益肺清化颗粒 / 膏：由黄芪、党参、北沙参、麦冬、川贝、仙鹤草、拳参、败酱草、白花蛇舌草、紫菀、桔梗、杏仁、甘草等组成。益气养阴，清热解毒，化痰止咳。适用于气阴两虚型肺癌的辅助治疗。口服，1 次 20g，1 日 3 次，2 个月为 1 个疗程，或遵医嘱。

⑤威麦宁胶囊：为金荞麦提取的缩合鞣质类化合物。活血化瘀，清热解毒，祛邪扶正。配合放、化疗或单独使用于肺癌的治疗。每次 6—8 粒，1 日 3 次。

⑥参莲胶囊 / 颗粒：由苦参、山豆根、半枝莲、莪术、三棱、丹参、杏仁、防己、乌梅、扁豆、补骨脂等组成。清热解毒，活血化瘀。用于气血瘀滞，热毒内阻型的中晚期肺癌、胃癌。口服，每次 6 粒，1 日 3 次。

⑦紫龙金片：由黄芪、当归、白英、龙葵、丹参、半枝莲、蛇莓、郁金等药物组成。益气补血，清热解毒，活血化瘀。用于肺癌气血两虚，兼有瘀热证患者的辅助治疗。

（2）注射液

①康莱特注射液：由薏苡仁中提取有效成分制成的注射液，每瓶 100mL。益气养阴，健脾利湿。配合放、化疗有增效作用。用法用量：缓慢静脉滴注 200mL，1 日 1 次，20 天为 1 个疗程。有脂肪代谢严重失调者及孕妇禁用。

②艾迪注射液：由斑蝥、人参、黄芪、刺五加提取物组成的注射液。益气，活血，散结。1 次 40—60mL，加入生理盐水或 10% 葡萄糖注射液 400—500mL 中缓慢静脉滴注，1 日 1 次，15 天为 1 个疗程。

③康艾注射液：由黄芪、人参、苦参素组成。益气扶正，增强机体免疫功能。用于肺癌及放、化疗引起的白细胞低下。1 日 40—60mL 加入 5% 葡萄糖注射液或生理盐水 250—500mL 中滴注。30 天为 1 个疗程。

二、老年肺癌术后的中医辨证治疗

老年人的体质状况特点是气血脏腑亏虚功能下降，在接受肺癌手术打击后，多出现气血脏腑进一步损耗的特点，导致术后虚弱，恢复缓慢，甚至咳嗽、胸痛等症状。

（一）辨证要点

1. 辨术后肺气虚损

老年肺癌患者脏腑功能下降，肺气本虚，术后则伤气耗血，虚损更甚，故在术后的中医治疗中，当辨肺气虚损之程度。因肺气虚而宣发肃降失职，易于出现痰浊内阻，而见病情复杂，虚实互见。

2. 辨术后胃气盛衰

老年肺癌患者术后恢复阶段，因手术打击，耗伤气血，脾气虚弱，胃纳减少。辨明胃气之盛衰，对于扶助先天之本，促进术后恢复的治疗有重要意义。术后患者常见少食、消瘦、疲乏、虚弱等症，多为脾肺气虚、母子同病的复杂病情。

（二）治疗原则

老年肺癌患者术后的治疗，以扶正培本、宣肺降气为主。根据气血耗伤程度，及脾肺脏腑功能而治。气血亏虚者，治以补气养血；中焦脾胃虚弱，运化失健者，治以健脾和胃；肺气亏虚，痰浊内阻者，治以补肺益气，宣肺清肃。

（三）分型论治

1. 气血亏虚

【临床表现】面色淡白或萎黄，唇甲色淡，神疲乏力，气短懒言，心悸头晕，自汗，或肢体肌肉麻木。舌淡，或舌有裂纹，苔少或薄，脉虚细无力。

【中医治则】补气养血。

【中药方剂】①八珍汤（明·薛己《正体类要》）加减。②或归脾汤（宋·严用和《济生方》）加减。③或当归补血汤（金·李东垣《内外伤辨惑论》）加减。④或十全大补汤（宋·陈师文等《太平惠民和剂局方》）加减。

【药物组成】①八珍汤：人参、白术、茯苓、当归、川芎、白芍、熟地黄、炙甘草、生姜、大枣。该方具有补气养血之功效。②归脾汤：黄芪、人参、白术、枣仁、远志、茯神、当归、龙眼肉、木香、甘草。该方具有益气补血，健脾养心之功效。③当归补血汤：黄芪、当归。功能补气生血。④十全大补汤：人参、肉桂、川芎、地黄、茯苓、白术、甘草、黄芪、当归、白芍、生姜、大枣。有补益气血之功。药性偏温，以气血两亏而偏于虚寒者为宜。

【辨证加减】兼痰湿内阻者，加半夏、陈皮、薏苡仁；若畏寒肢冷，食谷不化者，加补骨脂、肉苁蓉、鸡内金。若有动辄汗出，怕风等表虚不固之证，加防风、浮小麦或玉屏风散。

2. 脾肺虚弱

【临床表现】气短懒言，神疲乏力，咳嗽气喘，痰少色白，纳呆食少，或大便稀溏，食后腹胀，舌质淡红，苔白，脉沉细或弱或缓。

【中医治则】补脾益肺。

【中药方剂】①补中益气汤（金·李东垣《脾胃论》）加减。②参苓白术散（宋·陈师文等《太平惠民和剂局方》）加减。

【药物组成】①补中益气汤：黄芪、人参、白术、炙甘草、当归、陈皮、升麻、柴胡、生姜、大枣。②参苓白术散：人参、茯苓、白术、山药、薏苡仁、白扁豆、甘草、桔梗、莲子、砂仁。

【辨证加减】若胃阴亏虚，加沙参、石斛、玉竹；若兼痰湿证者，加茯苓、半夏、薏苡仁、瓜蒌；若咳甚少痰，加元参、麦冬、五味子；若食欲不振、腹胀，加鸡内金、神曲、谷麦芽、炒莱菔子等健脾消食。

3. 热毒壅肺

【临床表现】咳嗽，咯黄痰，胸闷憋气，乏力，食欲缺乏，舌红，苔黄，脉缓或弦。

【中医治则】清热解毒，宣肺化痰。

【中药方剂】①千金苇茎汤（唐·孙思邈《备急千金要方》）加减。②或瓜蒌薤白半夏汤（东汉·张仲景《金匮要略》）加减。

【药物组成】①千金苇茎汤：苇茎、薏苡仁、桃仁、冬瓜皮。②瓜蒌薤白半夏汤：瓜蒌、薤白、半夏。

【辨证加减】若咳痰黄稠，大便干结，加瓜蒌、贝母、冬瓜子；热甚痰多，加黄芩、芦根、竹茹之类；胸满而痛，转侧不利者，加乳香、没药、郁金；烦渴者，加生石膏、天花粉。

4. 气滞血瘀

【临床表现】术后胸痛，胸闷，咳嗽咳痰，舌质暗红，苔薄，脉弦或细。

【中医治则】活血解毒，健脾理气。

【中药方剂】血府逐瘀汤（清·王清任《医林改错》）加减。

【药物组成】桃仁、红花、当归、生地黄、牛膝、川芎、桔梗、赤芍、枳壳、甘草、柴胡。

【辨证加减】胸痛明显，加郁金、没药；咳痰重者，加杏仁、贝母。

5. 气阴两虚

【临床表现】干咳少痰，咳声低弱，痰中带血，气短喘促，神疲乏力，恶风，自汗或盗汗，口干欲饮，舌质淡红，有齿印，苔薄白，脉细弱或缓。

【中医治则】益气养阴。

【中药方剂】生脉散（金·张元素《医学启源》）合沙参麦冬汤（清·吴鞠通《温病条辨》）加减。

【药物组成】①生脉散：人参、麦冬、五味子。②沙参麦冬汤：沙参、玉竹、麦冬、天花粉、扁豆、桑叶、生甘草。

【辨证加减】咳嗽重者，加杏仁、桔梗、贝母；阴虚发热者，加银柴胡、地骨皮、知母；痰中带血，加生地黄、藕节、蒲黄；气短气喘，加黄芪、人参、白术。

（四）老年肺癌术后常用中成药治疗

1. 围术期

适合于术后1—2个月内，接受辅助放化疗前或无需辅助放化疗者。

（1）口服制剂

①贞芪扶正胶囊。

②健脾益肾颗粒。

③金水宝胶囊／片。

④百令胶囊。

（以上①—④制剂的组成、功效、用法见第117页。）

⑤当归补血丸：主要成分为当归、黄芪。补养气血。用于身体虚弱，气血两亏。1次1丸，1日2次口服。

⑥十全大补丸：由党参、白术（炒）、茯苓、炙甘草、当归、川芎、白芍（酒炒）、熟地黄、炙黄芪、肉桂组成。温补气血。用于气血两虚，面色苍白，气短心悸，头晕自汗，四肢不温。口服。1次8—10丸，1日3次。外感风寒、风热，实热内盛者不宜服用。

⑦八珍颗粒：熟地黄、当归、党参、炒白术、炒白芍、茯苓、川芎、炙甘草组成。补气益血。用于气血两虚证。

⑧生血丸：鹿茸、黄柏、山药、炒白术、桑枝、炒白扁豆、稻芽、紫河车。补肾健脾，填精养血。用于脾肾虚弱及放化疗后全血细胞减少。1次5g，1日3次。阴虚内热者慎用。

⑨补中益气丸：主要成分有炙黄芪、党参、白术（炒）、当归、升麻、柴胡、陈皮、炙甘草。补中益气，升阳举陷。用于脾胃虚弱、中气下陷所致的体倦乏力、食少腹胀、便溏久泻、肛门下坠。大蜜丸1次1丸，1日2—3次。

（2）注射液

①参芪扶正注射液。

②黄芪注射液。

（以上①、②注射液的成分、功效、用法等见第117页。）

③生脉注射液：主要成分为红参、五味子、麦冬，具有益气养阴、复脉固脱的作用。1日1次，每次60mL，加入5%葡萄糖注射液250mL静脉滴注，连用4周。

2. 术后巩固

适合于术后 1—2 个月后，无须辅助放化疗者。

（1）口服制剂：①益肺清化颗粒 / 膏；②消癌平滴丸 / 片；③金复康口服液；④复方斑蝥胶囊；⑤参一胶囊；⑥威麦宁胶囊；⑦鸦胆子油软胶囊；⑧平消胶囊；⑨参莲胶囊 / 颗粒；⑩康力欣胶囊。

（2）注射液：①消癌平注射液；②华蟾素注射液。

三、老年肺癌放疗常见不良反应的中医辨证治疗

对于老年人中晚期肺癌患者，常常接受放疗，以达到局部控制肿瘤，甚至达到根治性治疗的目的。放疗结合中医治疗是指在放疗期间所联合的中医治疗，发挥放疗增敏、提高疗效，防止不良反应的作用。中医认为放疗以火热邪毒为主，常可耗伤人体营血津液，导致阴血亏虚，津液亏损。热毒内盛，常致痰热互结为患，久则导致气阴两亏。故治以清热化痰，活血解毒，益气养阴为主。老年人肺癌放疗后常见不良反应包括放射性肺炎、放射性食管炎等。

（一）放射性肺炎的辨证治疗

放射性肺炎是老年肺癌患者接受胸部放射治疗后常见的并发症，归属于中医"咳嗽""喘证""肺痿"范畴。病理机制总属本虚标实，其病理基础是气阴两伤，致病的关键因素是热毒之邪。

1. 辨证要点

（1）辨热毒盛衰：放射线为热毒之邪，是放射性肺炎的病理基础。热毒郁肺，攻伐机体，耗气伤阴，正是疾病发生、发展、转变之病理机制。放射性肺炎可发生于放疗过程中，也可以发生于放疗结束后。辨明热毒盛衰情况，是针对病因治疗的关键。

（2）辨气阴虚损：放疗耗伤气阴贯穿于放射性肺炎始终，是其病情缠绵，迁延难愈之根源所在。辨气阴虚损之程度，针对病理机制有的放矢。

2. 治疗原则

老年肺癌患者体质多虚弱，因此在疾病进展过程中，脏腑虚弱是根本，尤以肺虚为主，同时兼有火热毒邪的实证。前期热毒炽盛，治以清热解毒为主；

继而耗伤气阴，并贯穿始终，因此，益气养阴为本病基本治法，即所谓"燥者濡之"。后期多兼气血瘀滞、脏腑亏虚，治疗多加入活血化瘀、补肺益肾之品。

益气类中药多用黄芪、党参、白术，清热解毒类药如鱼腥草、黄芩、知母、金银花、玄参等，活血类药物常用丹参、川芎、当归、桃仁、红花，生津类药物常用沙参、麦冬、天花粉、竹叶、五味子等，多为治疗放射性肺炎的常用药物。另化痰药贝母、养血药生地黄、阿胶亦为治疗放射性肺炎多用的药物。

3. 分型论治

（1）热毒炽盛

【临床表现】发热出汗，胸痛气急，咳嗽，痰少或无痰，苔黄或黄厚，脉数。

【中医治则】清热解毒，宣降肺热。

【中药方剂】①银翘散（清·吴塘《温病条辨》）加减。②或五味消毒饮（清·吴谦《医宗金鉴》）加减。

【药物组成】①银翘散：连翘、金银花、桔梗、薄荷、竹叶、荆芥、淡豆豉、牛蒡子、芦根、生甘草。②五味消毒饮：金银花、野菊花、蒲公英、紫花地丁、紫背天葵。

（2）痰热郁肺

【临床表现】发热，咳嗽胸痛，咳黄痰，口渴口干，胸闷，气急或气喘，舌红苔黄腻，脉滑数。

【中医治则】清肺化痰。

【中药方剂】①麻杏石甘汤（东汉·张仲景《伤寒论》）加减。②或清金化痰汤（明·叶文龄《医学统旨》）加减。③或千金苇茎汤（唐·孙思邈《备急千金要方》）加减。

【药物组成】①麻杏石甘汤：麻黄、杏仁、甘草、石膏。②清金化痰汤：黄芩、栀子、知母、桑白皮、贝母、麦冬、橘红、茯苓、桔梗、甘草。③千金苇茎汤：苇茎、薏苡仁、桃仁、冬瓜皮。

【辨证加减】热甚者加石膏、黄芩；胸痛者加延胡索、郁金；口干咽痛者加石斛；发热者加青蒿、银柴胡；咳嗽剧烈者加桔梗；痰多黏稠者加川贝母、芦根、瓜蒌仁；痰中带血加牡丹皮、藕节；气促脉实者加龙骨、牡蛎。

（3）肺燥阴伤

【临床表现】干咳，少痰或无痰，胸闷胸痛，气急口干，咽喉干痛，时有低热，大便偏干，舌红，少苔或干，脉细数。

【中医治则】清肺润燥，止咳生津。

【中药方剂】①清燥救肺汤（清·喻嘉言《医门法律》）加减（何建平等，1998）。②或沙参麦冬汤（清·吴鞠通《温病条辨》）加减。③或百合固金汤（明·周之干《慎斋遗书》）加减。

【药物组成】①清燥救肺汤：桑叶、石膏、甘草、人参、胡麻仁、阿胶、杏仁、枇杷叶。②沙参麦冬汤：沙参、玉竹、麦冬、天花粉、扁豆、桑叶、生甘草。③百合固金汤：生地黄、熟地黄、当归、芍药、百合、桔梗、玄参、贝母、麦冬、甘草。

（4）气阴两虚

【临床表现】喘促短气，气怯声低，喉有鼾声，咳声低弱，痰稀薄，自汗畏风，烦热口干，咽喉不利，面潮红，舌红苔薄，脉细数。

【中医治则】益气养阴润肺。

【中药方剂】①生脉散（金·张元素《医学启源》）加减。②合沙参麦冬汤（清·吴鞠通《温病条辨》）加减。③或合百合固金汤（明·周之干《慎斋遗书》）加减。

【药物组成】①生脉散：人参、麦冬、五味子。②沙参麦冬汤：沙参、玉竹、麦冬、天花粉、扁豆、桑叶、生甘草。③百合固金汤：生地黄、熟地黄、当归、芍药、百合、桔梗、玄参、贝母、麦冬、甘草。

【辨证加减】热甚加黄芩；气虚明显者加黄芪；喘甚加胡核桃。

（5）肺肾气虚

【临床表现】低热，自汗盗汗，痰多喘逆，短气自汗，时寒时热，易于感冒，舌色淡，苔少或薄，脉虚软无力。

【中医治则】补肾益气。

【中药方剂】①金匮肾气丸（东汉·张仲景《金匮要略》）加减。②或补肺汤（金元·张壁《云岐子保命集》）加减。

【药物组成】①金匮肾气丸：地黄、山药、山茱萸、茯苓、牡丹皮、泽泻、肉桂、附子。②补肺汤：人参、黄芪、熟地黄、五味子、紫菀、桑白皮。

【辨证加减】若肺阴虚甚，加沙参、玉竹、百合；寒痰内盛，加钟乳石、款冬花、苏子；潮热盗汗，加鳖甲、秦艽、地骨皮；自汗较多，加麻黄根、牡蛎。

4. 老年放射性肺炎常用中成药治疗

（1）痰热清注射液：主要成分有黄芩、山羊角、熊胆粉、连翘、金银花，具有清热、化痰、解毒的作用。痰热清注射液 20mL，加入 5% 葡萄糖注射液 250mL，1 日 1 次，治疗 4 周。

（2）生脉注射液：主要成分为红参、五味子、麦冬，具有益气养阴、复脉固脱的作用。生脉注射液 60mL，加入 5% 葡萄糖注射液 250mL 静脉滴注，1 日 1 次，连用 4 周。

（3）复方苦参注射液：复方苦参注射液主要成分有苦参、白茯苓，具有清热凉血解毒、利湿散结止痛的作用。复方苦参注射液 15mL，1 日 1 次，连用 14 天为 1 个疗程，共治疗 2 个疗程。

（二）放射性食管炎的中医辨证治疗

放射性食管炎是胸部肿瘤患者接受放射治疗后常见的并发症，归属于中医"噎膈""反胃""喉痹"等范畴。病理机制总属本虚标实，其病理基础是气阴两伤，致病的关键因素是热毒之邪。

1. 辨证要点

（1）辨标本虚实：放射性食管炎患者的治疗应分清标本虚实，主次兼顾，初期以标实为主，重在治标，宜理气、化痰、消瘀降火；后期以正虚为主，重在治本，宜滋阴润燥，或补气温阳。然噎膈之病，病机复杂，虚实每多兼杂，则当标本同治。

（2）辨热毒盛衰：放射线为热毒之邪，是放射性食管炎的病理基础。热毒郁肺，攻伐机体，耗气伤阴，正是疾病发生、发展、转变之病理机制。放射性食管炎可发生于放疗过程中，也可以发生于放疗结束后。辨明热毒盛衰情况，是针对病因治疗的关键。

（3）辨气阴虚损：放疗耗伤气阴贯穿于放射性肺炎始终，是其病情缠绵，迁延难愈之根源所在。辨气阴虚损之程度，针对病理机制有的放矢。

2. 治疗原则

中医理论认为，放射性食管炎的发病机制多属火热内盛、阴津损伤等，宜采用清热解毒、养阴生津、清热祛湿、活血化瘀等法则治疗。

3. 分型论治

（1）火毒证

【临床表现】毒热炽盛，津伤血燥，以致吞咽不利或吞咽时疼痛。火热上炎，消灼津液，可见面红耳赤，口干咽痛，舌质红或绛红，黄苔或黄燥苔，脉数或洪大等症状。

【中医治则】清热解毒。

【中药方剂】①银翘散（清·吴塘《温病条辨》）加减。②五味消毒饮（清·吴谦《医宗金鉴》）加减。

【药物组成】①银翘散：连翘、金银花、桔梗、薄荷、竹叶、荆芥、淡豆豉、牛蒡子、芦根、生甘草。②五味消毒饮：金银花、野菊花、蒲公英、紫花地丁、紫背天葵。

（2）痰热证

【临床表现】火热灼津，炼液生痰，痰热蕴结于咽喉，可见吞咽不利或吞咽时疼痛。痰热中阻，胃失濡降，可见恶心呕吐，口气臭秽。痰热壅肺，肺失清肃，可见咳吐黄痰，舌红，苔黄腻，脉弦滑数等症。

【中医治则】清热化痰。

【中药方剂】①麻杏石甘汤（东汉·张仲景《伤寒论》）加减。②清金化痰汤（明·叶文龄《医学统旨》）加减。③千金苇茎汤（东汉·张仲景《伤寒论》）加减。

【药物组成】①麻杏石甘汤：麻黄、杏仁、甘草、石膏。②清金化痰汤：黄芩、栀子、知母、桑白皮、贝母、麦冬、橘红、茯苓、桔梗、甘草。③千金苇茎汤：苇茎、薏苡仁、桃仁、冬瓜皮。

【辨证加减】热甚者加石膏、黄芩；胸痛者加延胡索、郁金；口干咽痛者加石斛；发热者加青蒿、银柴胡；咳嗽剧烈者加桔梗；痰多黏稠者加川贝母、芦根、瓜蒌仁；痰中带血加牡丹皮、藕节；气促脉实者加龙骨、牡蛎。

（3）血瘀证

【临床表现】热毒郁久，血行不利，瘀血内生，阻滞食管，不通则痛，故见胸骨后疼痛不移，吞咽或不吞咽时疼痛。血脉瘀阻，血行不畅，津液输布不利而见口干不欲饮，舌红或紫暗有瘀斑，苔黄燥，脉弦滑数等症。

【中医治则】活血化瘀。

【中药方剂】血府逐瘀汤（清·王清任《医林改错》）加减。

【药物组成】柴胡、红花、川芎、甘草、枳壳、赤芍、生地黄、桃仁、桔梗、牛膝、当归。

（4）阴虚火旺证

【临床表现】火热伤阴，食管失于濡养，而见吞咽不利或吞咽时疼痛。虚火内灼，逼津外泄而见潮热盗汗。津亏液耗可见口干咽痛，口中少津，舌质红或绛红，少苔或无苔，脉弦细数。

【中医治则】滋阴降火。

【中药方剂】①竹叶石膏汤（明·方贤着《奇效良方》）加减。②启膈散（清·程国彭《医学心悟》）加减。③沙参麦冬汤（清·吴瑭《温病条辨》）加减。

【药物组成】①竹叶石膏汤：竹叶、生石膏、人参、麦冬、清半夏、北豆根、紫草、白及、藤梨根、炙甘草、珍珠粉。②启膈散：郁金、川贝母、荷叶、浮小麦、北沙参、丹参、茯苓、砂仁、生甘草。③沙参麦冬汤：沙参、玉竹、生甘草、冬桑叶、麦冬、生扁豆、天花粉。

【辨证加减】热甚加黄芩；气虚明显者加黄芪。

（5）气虚痰湿证

【临床表现】气虚则见乏力、气短。脾气不足，失于运化，则痰湿内生，阻于肺络，可见咳吐白色黏液。气虚及阳，可见面色㿠白，形寒肢冷，舌淡，苔白腻，脉滑等症状。

【中医治则】益气祛湿化痰。

【中药方剂】二陈汤（宋《太平惠民和剂局方》）加减。

【药物组成】半夏、橘红、白茯苓、甘草。

【辨证加减】若肺阴虚甚，加沙参、玉竹、百合；寒痰内盛，加钟乳石、款冬花、苏子；潮热盗汗，加鳖甲、秦艽、地骨皮；自汗较多，加麻黄根、牡蛎。

4. 放射性食管炎常用中成药治疗

（1）康复新液：主要成分为美洲大蠊干燥虫体的乙醇提取物，具有清热、生肌、解毒的作用。康复新液 20mL，口服 1 日 3 次，治疗 4 周。

（2）鸦胆子油乳注射液：主要成分鸦胆子，具有清热燥湿，解毒消瘤的作用。鸦胆子油乳注射液 20mL，1 日一次，加入 5% 葡萄糖注射液 250mL 静脉滴注，连用 4 周。

（3）痰热清注射液：主要成分为黄芩、熊胆粉、山羊角、金银花、连翘。痰热清注射液 20mg 静脉注射，1 日 1 次，连用 10 天为 1 个疗程。

（4）复方苦参注射液：复方苦参注射液主要成分有苦参，具有清热利湿，凉血解毒，散结止痛的作用。复方苦参注射液 15mL，1 日 1 次，连用 14 天为 1 个疗程，共治疗 2 个疗程。

第六节 肺癌的免疫治疗

针对程序性死亡 1/ 程序性死亡配体 1（PD-1/PD-L1）和（或）细胞毒性 T 淋巴细胞相关抗原 4（CTLA-4）通路的免疫检查点抑制剂改善了晚期 NSCLC 的治疗。多项临床研究（RCT）显示，在一线和随后的治疗中，相比于化疗，免疫治疗具有生存期优势。许多关键 RCT 的亚组分析显示，所有年龄组均有生存期获益，毒性未显著增加。

一、单药免疫治疗

Checkmate 153 是一项研究 Nivolumab 治疗最佳持续时间的 Ⅲ /Ⅳ 期试验，在该试验中，既往接受治疗的患者被随机分组接受 Nivolumab 治疗 1 年，或直至疾病进展 / 不可接受的毒性 / 撤回同意为止。544/1375（40%）例经治患者的年龄≥ 70 岁，123/1375（9%）例患者为 PS 2，而且很多患者接受了大量预治疗。初步数据显示，所有年龄组的总生存期相似；在 <70 岁的人群中，估计中位 OS 为 9.4 个月（95%CI：8.3—10.9），在≥ 770 岁的人群中，估计中位 OS 为 10.3 个月（95%CI：8.3—11.6）。与预期一致，PS 2 患者的估计中位 OS 较低，为 3.9 个月（95%CI：3.1—6.3），而 PS 0—1 患者为 10.5 个月（95%CI：9.3—11.4）。较高的病死率和要求中止治疗导致 PS 2 患者的治疗持续时间较短（中位时间 1.4 个月 vs.3.5 个月）。

重要的是，与治疗相关的不良反应（TRAE）发生率在不同年龄组之间相当，在≥ 70 岁与 <70 岁的患者中分别为 90/830（11%）与 73/544（13%）（3—4 级）。所有亚组中，因毒性而中止治疗的发生率均较低（3%<70 岁，4% ≥ 70 岁，3% PS 2）。TRAE 的频率与 ECOG PS 2 亚组中相同，PS 2 中为 13/123（11%），PS 0—1 中为 146/1230（12%）（3—4 级）。在包括 PS 2 在内的所有亚组中，大多数时间点的症状负荷和健康相关生活质量（QoL）均具有统计学意义的改善。

二、联合免疫治疗

Checkmate 227 为一项在晚期或复发性 NSCLC 患者中进行比较 Nivolumab 与 Nivolumab 加伊匹单抗与单独化疗（1：1：1）的开放标签Ⅲ期试验。然而，在 65 岁及以上患者中，联合免疫治疗与化疗相比的 PFS 的 HR 为 0.62（95%CI：0.40—0.97），尽管不如 65 岁以下患者显著，但仍表现出比单独化疗显著改善的活性。尽管 75 岁或以上患者的 HR 不显著，但由于患者数量较少，置信区间较宽，因此难以对其进行解释。

Keynote-189 为一项在转移性非鳞状 NSCLC 患者中进行的铂类 / 培美曲塞后续培美曲塞维持治疗联合或不联合 Pembrolizumab 的Ⅲ期试验。304/616（49.4%）例患者为 65 岁或以上。第一次中期分析显示，Pembrolizumab 联合治疗在所有亚组中均有 OS 获益，在 ≥ 65 岁患者中的 OS 的 HR 为 0.64（95%CI：0.43—0.95），尽管这低于 <65 岁的队列。但是，≥ 65 岁患者中的 PFS 的 HR 不显著，HR 为 0.75（95%CI：0.55—1.02）。

以上这些试验中纳入的老年患者比例高于历史上的化疗试验，但是对于有足够把握度的亚组分析来说，这个数量仍然太小。总体而言，这些研究表明免疫疗法是有效的，没有比使用化疗等疗法具有更大的毒性。对于 PS 0—1 且能够耐受潜在毒性的这些患者而言，免疫疗法是一种重要的治疗策略。免疫疗法在 PS 2 患者中安全且耐受性良好，具有合理的有效性，尽管生存结局仍然相对较差。需要在这些队列中进行进一步的专门试验，以进一步评估免疫疗法在这些患者中的作用。

共识推荐：细胞程序性死亡 - 配体 1（programmed cell death ligand 1, PD-L1）高表达老年晚期 NSCLC 一线推荐 ICIs 单药治疗，二线及以上治疗 ICIs 与化疗相比能带来生存获益。在老年晚期 NSCLC 免疫联合治疗中，ICIs 联合化疗有临床获益。ICIs 单药治疗在老年 NSCLC 中治疗相关 AE 发生率与整体人群类似。

参 考 文 献

［1］ 赵付芝，肺癌的饮食治疗［J］.健康之路，2005，3（5）：48.

［2］ 冯自铭，黄振文，吕建华，等.固金散结排毒方治疗肺癌晚期的临床研究 ［J］.光明中医，2005，20（6）：47-48.

［3］ 孙慧莉，施志明，赵丽红，等.益气养阴方对中晚期原发性非小细胞肺癌 患者免疫功能的影响［J］.中医药临床杂志，2005，17（5）：474-475.

［4］ 吴建新.益气养阴法提高晚期肺癌生活质量的观察［J］.浙江中西医结合 杂志，2006，16（9）：561-562.

［5］ 李炯.益气养阴法治疗肺癌的研究进展［J］.湖北中医学院学报，2005， 7（4）：56-58.

［6］ 李忠，陈信义.对中晚期肺癌的中医辨证用药思路探讨［J］.中国中药杂 志，2005，30（9）：71-72.

［7］ 陈孝平.外科学［M］.北京：人民卫生出版社，2005.

［8］ 王忠诚.王忠诚神经外科学［M］.武汉：湖北科学技术出版社，2005.

［9］ Modi A，Vohra HA，Weeden DF，et al. Does surgery for primary non-small cell lung cancer and cerebral metastasis have any impact on survival ［J］. Interact Cardiovasc Trorac Surg，2009，8（4）：467-473.

［10］ Clarke JW，Register S，McGregor JM，et al. Stereotactic radiosurgery with and without whole brain radiotherapy for patients with a single radioresistant brain metastasis ［J］. Am J Clin Oncol，2010，33（1）：70-74.

［11］ Fortin D. The blood-brain barrier: its influence in the treatment of brain tumors metastases ［J］. Curr Cancer Drug Targets，2012，12（3）：247-259.

［12］ Ma S，Xu Y，Deng Q，et al. Concomitant treatment of brain metastases from non-small lung cancer with whole brain radiotherapy and gefitinib ［J］. Lung

Caner，2009，65（2）：198-203.

［13］ Prehn A，Lin S，Clarke C，et al. Cancer incidence in Chinese，Japanese and Filipinos in the US and Asia 1988~1992［M］.USA: NCCC，1999：34-35.

［14］ 姜树学.人体断面解剖学［M］.2版.北京：人民卫生出版社，2008.

［15］ 吴恩惠.医学影像学［M］.4版.北京：人民卫生出版社，2002.

［16］ 孙燕，石远凯.临床肿瘤内科手册［M］.5版.北京：人民卫生出版社，2007.

［17］ 朱元珏，陈文彬.呼吸病学［M］.北京：人民卫生出版社，2003.

［18］ 中国抗癌协会肺癌专业委员会.2007中国肺癌临床指南［M］.北京：人民卫生出版社，2007.

［19］ 董志伟，谷铣之.临床肿瘤学［M］.北京：人民卫生出版社，2002.

［20］ 周岱翰.临床中医肿瘤学［M］.北京：人民卫生出版社，2003.

［21］ 刘伟胜，徐凯.肿瘤专科专病中医临床诊治［M］.北京：人民卫生出版社，2000，10：234-289.

［22］ 陈潮祖.中医治法与方剂［M］.4版.北京：人民卫生出版社，2004.

［23］ 汤钊猷.现代肿瘤学［M］.2版.上海：上海医科大学出版社，2000，712-714.

［24］ 李佩文.恶性肿瘤的术后治疗［M］.北京：人民卫生出版社，2002：901-910.

［25］ Murray N，Coy P，Pater J L，et al. Importance of timing for thoracic irradiation in the combined modality treatment of limited stage small cell lung cancer［J］.J Clin Oncol，1993，11: 336-344.

［26］ Turrisi A T，Kim K，Blum R，et al. Twice-daily compared with once - daily thoracic radio therapy in limited small-cell lung cancer treated concurrently with cisplatinand etoposide［J］. N Engl J Med，1999，340: 265-271.

［27］ Auperin A，Arragada R，Pignon J P，et al. Prophylactic cranial irradiation for patients with small cell lung cancer incomplete remission［J］. N Engl Med，1999，341: 476-484.

［28］ Shepherd F A，Ginsberg R J，Feld R，et al. Surgical treatment for limited small cell lung cancer: the University of Toronto Lung Oncology Group experience ［J］. J Thorac Car-diovasc Sur，1991，101：385-393.

［29］ Atagi S. Thoracic radiotherapy with or without daily low-dose carboplatin in elderly patients with non-small cell lung cancer: a randomised, controlled, phase 3 trial by the Japan Clinical Oncology Group (JCOG0301) ［J］. Lancet Oncol，2012，13（7）：671-678.

［30］ Dawe DE. Chemoradiotherapy versus radiotherapy alone in elderly patients with stage III non-small cell lung cancer: A systematic review and meta-analysis［J］. Lung Cancer，2016，9（9）：180-185.

［31］ Spigel DR, et al. Five-Year Survival Outcomes From the PACIFIC Trial: Durvalumab After Chemoradiotherapy in Stage III Non‐Small Cell Lung Cancer ［J］. J Clin Oncol，2022，2.

［32］ Wolfson AH, et al. Primary analysis of a phase II randomized trial Radiation Therapy Oncology Group（RTOG）0212: impact of different total doses and schedules of prophylactic cranial irradiation on chronic neurotoxicity and quality of life for patients with limited-disease small cell lung cancer ［J］. Int J Radiat Oncol Biol Phys，2011，81（1）：77-84.

［33］ Takahashi T, et al. Prophylactic cranial irradiation versus observation in patients with extensive-disease small cell lung cancer: a multicentre, randomised, open-label, phase 3 trial ［J］. Lancet Oncol，2017，18（5）：663-671.

［35］ 钱浩，蒋国梁，何少琴，等 . 全胸膜腔混合射线照射结合局部治疗恶性胸水的疗效观察 ［J］. 中国肺癌杂志，2000，3（5）：336-339.

［36］ Montie JE，Clark PE，Eisenberger MA，et al. Bladder Cancer ［M］. NCCN: Clinical Practice Guidelines in Oncology，2009.